荣 获

◎ 第七届统战系统出版社优秀图书奖

◎ 入选原国家新闻出版广电总局、全国老龄工作委员会
办公室首届向全国老年人推荐优秀出版物名单

◎ 入选全国图书馆 2013 年度好书推选名单

◎ 入选农家书屋重点出版物推荐目录（2015年、2016年）

名医与您谈疾病丛书

阿尔茨海默病

（第三版）

学术顾问◎钟南山　陈灏珠　郭应禄　王陇德

　　　　　葛均波　张雁灵　陆　林

总　主　编◎吴少祯

执行总主编◎夏术阶　李广智

顾　　　问◎陆　林　张明园　徐声汉　江开达

名誉主编◎王祖承　徐一峰　谢　斌　陈圣祺

主　　　编◎李广智

中国健康传媒集团

中国医药科技出版社

内 容 提 要

　　本书以问答的形式，分别从常识篇、病因篇、症状篇、诊断与鉴别诊断篇、治疗篇、预防保健篇阐述了阿尔茨海默病（AD）的防治知识。为了便于阅读，书中在有关篇章和附录中还列举了一些案例。本书内容深入浅出，通俗易懂，适合患者和家属阅读，也可供医务人员参考。

图书在版编目（CIP）数据

　　阿尔茨海默病 / 李广智主编 . — 3 版 . —北京：中国医药科技出版社，2021.1
（名医与您谈疾病丛书）
　　ISBN 978-7-5214-2107-1

　　Ⅰ.①阿…　Ⅱ.①李…　Ⅲ.①老年痴呆症－防治－问题解答　Ⅳ.① R592-44

　　中国版本图书馆 CIP 数据核字（2020）第 207358 号

美术编辑　陈君杞
版式设计　南博文化

出版　**中国健康传媒集团** | 中国医药科技出版社
地址　北京市海淀区文慧园北路甲 22 号
邮编　100082
电话　发行：010-62227427　邮购：010-62236938
网址　www. cmstp. com
规格　710 × 1000mm $^1/_{16}$
印张　13 $^1/_2$
字数　206 千字
初版　2009 年 4 月第 1 版
版次　2021 年 1 月第 3 版
印次　2022 年 10 月第 2 次印刷
印刷　三河市万龙印装有限公司
经销　全国各地新华书店
书号　ISBN 978-7-5214-2107-1
定价　**39. 00 元**

获取新书信息、投稿、为图书纠错，请扫码联系我们。

《阿尔茨海默病》

编委会

出版者的话

党的十八大以来，以习近平同志为核心的党中央把"健康中国"上升为国家战略。十九大报告明确提出"实施健康中国战略"，把人民健康放在优先发展的战略地位，并连续出台了多个文件和方案，《"健康中国2030"规划纲要》中就明确提出，要加大健康教育力度，普及健康科学知识，提高全民健康素养。而提高全民健康素养，有效防治疾病，有赖于知识先导策略，《名医与您谈疾病丛书》的再版，顺应时代潮流，切合民众需求，是响应和践行国家健康发展战略——普及健康科普知识的一次有益尝试，也是健康事业发展中社会治理"大处方"中的一张有效"小处方"。

本次出版是丛书的第三版，丛书前两版出版后，受到广大读者的热烈欢迎，并获得多项省部级奖项。随着新技术的不断发展，许多观念也在不断更新，丛书有必要与时俱进地更新完善。本次修订，精选了44种常见慢性病（有些属于新增病种），病种涉及神经系统疾病、呼吸系统疾病、消化系统疾病、心血管系统疾病、内分泌系统疾病、泌尿系统疾病、皮肤病、风湿类疾病、口腔疾病、精神心理疾病、妇科疾病和男科疾病等，分别从疾病常识、病因、症状表现、诊断与鉴别诊断、治疗和预防保健等方面，进行全方位的解读；写作形式上采用老百姓最喜欢的问答形式，活泼轻松，直击老百姓最关心的健康问题，全面关注患者的需求和疑问；既适用于患者及其家属全面了解疾病，也可供医务工作者向患者介绍病情和相关防治措施。

　　本丛书的编者队伍专业权威，主编都长期活跃在临床一线，其中不乏学科带头人等重量级名家担任主编，七位医学院士及专家（钟南山、陈灏珠、郭应禄、王陇德、葛均波、陆林、张雁灵）担任丛书的学术顾问，确保丛书内容的权威性、专业性和前沿性。本丛书的出版不仅是全体患者的福音，更是推动健康教育事业的有力举措。

　　本丛书立足于对疾病和健康知识的宣传、普及和推广工作，目的是使老百姓全面了解和掌握预防疾病、科学生活的相关知识和技能，希望丛书的出版对于提升全民健康素养，有效防治疾病，起到积极的推动作用。

中国医药科技出版社

2020年6月

序

　　阿尔茨海默病（AD）是一种常见的神经系统变性疾病，是老年期重度神经认知障碍（痴呆）的最常见类型，占重度神经认知障碍总数的50%以上，同时，由阿尔茨海默病所致的轻度神经认知障碍可能在轻度认知损害中也占有相当大的比例。阿尔茨海默病常见于65岁以上的老年人，患病率随着年龄的增长而升高，65岁以上的老年人患病率约5%，85岁以上的老年人中20%~50%患有阿尔茨海默病。本病通常为散发，女性多于男性。

　　我们在开展精神科工作的过程中，每当遇到阿尔茨海默病患者的家属时，他们就会迫不及待地问许多问题。从他们痛苦的面容、焦急的语调、悲哀的情绪中，可以深切地感受到他们是多么想了解有关AD的知识！当他们听到父母、长辈患的是AD时，往往焦虑、紧张、绝望的表情接踵而至。

　　2020年"世界阿尔茨海默病日"到来之际，国际阿尔茨海默病协会专家披露："在众多疾病当中，阿尔茨海默病的危害性被长期低估了，它除了会'偷走'人的记忆以外，还会使患者出现运动障碍，生活自理能力逐渐下降，严重的患者还会出现行为异常，需要有专人24小时照料。"

　　数据显示，截至2018年，中国60岁以上的老龄人口已占全国总人口的17.9%，而未来，65岁及以上人口将成为增长最快的年龄组。65岁以后也是阿尔茨海默病的发病高峰期，快速增长的老龄人口和沉重的照护负担，是当下社会不得不面对的紧迫问题。

　　目前，中国还是以家庭式养老为主，国际阿尔茨海默病协会报告中指出：以家庭为主的养老模式在一定程度上掩盖了国内阿尔茨海默病的严重性，而家庭照护者疲于24小时不间断看护，身心长期承受巨大压力，社会支持资源短缺，标准化、规范化的临床诊疗和人性化的照护康复需求远远未被满足。

因此，不论是患者的家人、亲友，还是任何一位对阿尔茨海默病知识感兴趣的人，都想看一看、找一找是否有介绍这方面知识的书籍。当今尽管精神科专业的书很多，但要找一本既能全面阐述阿尔茨海默病知识，又要语句精练、通俗易懂，能够一目了然回答读者的疑问，面向大众的专业书籍确实也不多。

中国心理卫生协会自2006年起非常注重开展心理卫生的宣教工作。在中国心理卫生协会和上海市心理卫生学会的支持下，上海市精神卫生中心曾组织上海交通大学、复旦大学和同济大学有关心理卫生及精神医学的专业人员，编写了有关精神障碍的科普专著，其中也包括《老年性痴呆》一书，极大地宣传了精神病学和心理卫生方面的知识。

2013年，《名医与您谈疾病丛书》中的20余种进行了再版，一上市就再度获得了读者的一致好评。第二版丛书入选"全国图书馆2013年度好书推选"名单，及原国家新闻出版广电总局、全国老龄工作委员会办公室联合评选的"首届向全国老年人推荐优秀出版物"名单。

近年来，在上海等地举办的书展上，本书的多位撰稿人参加多场有关阿尔茨海默病的科普讲座，场面十分火爆。在上海精神卫生中心的小卖部，《老年性痴呆》《精神分裂症》《抑郁症》《焦虑障碍》等分册，深受读者青睐。

到2020年，阿尔茨海默病的防治理论已得到了长足的发展。为了与时俱进，本书编委会的专家根据最新理念更新了内容。

第一、第二版的书名均为《老年性痴呆》。在第三版再版时，专家们一致认为应该更名为《阿尔茨海默病》。理由如下：①"痴呆"一词具有贬义和歧视之义，目前已经在精神疾病分类与诊断标准第5版（DSM-5）中以"神经认知障碍"来替代；②用阿尔茨海默病可以与其他类型认知障碍如血管性认知障碍作区别；③与国际接轨，美国国立衰老研究所和阿尔茨海默病协会（NAAA）将此病均统称为阿尔茨海默病，而中国建立的也是"中国阿尔茨海默病协会（ADC）"；④从疾病角度而言，脑中存在阿尔茨海默病变，但临床不一定存在痴呆症状，故有临床前期AD的说法，而其认知功能在正常范围内，只有日常生活受到严重影响时，我们才称之为阿尔茨海默病痴呆；⑤这种定义的另一个意义在于提倡早期发现、早期诊断AD，从而进行早期干预，以延缓临床痴呆症状的发生和发展。总之，用"阿尔茨海默病"做书名更为科学和严谨。

　　本书囊括了从基础到临床、从症状到治疗的防治知识。撰写本书的作者，均为在临床上有丰富经验、在理论上有很深造诣的医师，他们已成为上海乃至全国新一代有名望的专家。本书主编李广智医生，不但是中国科普作家协会会员、国家二级咨询师，而且是精神科执业医师，从事着精神卫生工作，并且有丰富的著书经验。

　　本书不仅有助于患者和其家属了解阿尔茨海默病常见的症状、发病原因、诊断和鉴别诊断、治疗、预防保健等方面知识，也适用于广大精神科或全科医生、护理人员、心理咨询师、心理治疗师查阅和参考。

中国心理卫生协会名誉理事长、主任医师、教授　王祖承

上海市精神卫生中心院长、主任医师、教授　徐一峰

上海市疾病预防控制精神卫生分中心主任、主任医师、教授　谢　斌

上海市杨浦区精神卫生中心前院长、主任医师　陈圣祺

2020年10月10日世界精神卫生日

再版前言

在 2020 年 9 月 21 日第 27 个世界阿尔茨海默病日到来之际，阿尔茨海默病国际组织（ADI）援引阿尔茨海默病协会《2020 年阿尔茨海默病事实和数据报告》：三分之一的老年人死于阿尔茨海默病或其他痴呆症，它比乳腺癌和前列腺癌加起来还要多。

近三十年来，人类在肿瘤防治方面有了长足的发展，中国的癌症防治成效显著，5 年生存率大幅度提升。可以说，中国人的恐癌时代已接近尾声：癌症的发病率/死亡率将接近和越过峰值，短则七八年，长则 10~15 年，癌症的发病率/死亡率肯定会明显回落。人们将得以更从容地与癌"共舞"。

我们见过肿瘤、心脑血管疾病、糖尿病、抑郁症甚至新冠肺炎等疾病的康复者，但是"直到现在为止，没有人认识一个阿尔茨海默病的康复者"。当"痴呆""阿尔茨海默病"等疾病随着社会老龄化的不断加剧，而离我们的生活越来越近时，社会大众究竟可以做些什么，来延缓与患者的这场"无声而漫长的告别"？

阿尔茨海默病（AD）影响着每一个人，人人都会衰老，无论是凡夫俗子，还是达官贵人，没有任何一位老人能保证自己与 AD 无缘。

2020 年 8 月 6 日，《新京报》以整整一个版面，刊发了《每三秒全球就多一名阿尔茨海默病患者，认知功能下降要警惕》。文章指出：全球老龄化日益加剧，阿尔茨海默病（AD）发病率也呈现递增趋势。2019 年，国际阿尔茨海默病协会估计，全球有超过 5000 万包括阿尔茨海默病在内的痴呆症患者，到 2050 年，这一数字将达到 1.52 亿，也就是每 3 秒就会新增一名患者。

中国阿尔茨海默病患者的数量不仅位居世界第一，而且是全球增速最快的国家之一。据估计，目前中国有超过1000万痴呆症患者，到2050年，中国的发病人数会达到4000万人左右，其中多数为阿尔茨海默病患者。然而，我国阿尔茨海默病患者的就诊率只有25%~26%，真正接受规范化治疗的患者更少，只有20%左右。多位专家呼吁，阿尔茨海默病越早治疗越好，只有早期识别症状，早期干预，才能避免病情快速发展，从而延长患者生存时间，提高其生活质量。

值得庆幸的是，AD等精神疾病是可防可治的。

多数人都知道，阿尔茨海默病的预后并不乐观，但近期的研究结果也现出一线曙光，给患者带来希望。美国国立卫生研究院（NIH）专家讨论会证实：许多针对健康生活方式的研究表明，饮食、体育活动和认知训练，在预防和减缓阿尔茨海默病的认知功能下降方面具有一定的积极作用。2016年，在美国圣地亚哥举办的第九届"阿尔茨海默病临床研究会议"提供的数据显示：美国本土阿尔茨海默病的发病率从2015年起开始有下降的趋势，并认为和美国最近几年大力推广和开展的降低阿尔茨海默病危险因素及疾病管理措施有关。

复旦大学附属华山医院神经内科的郁金泰教授临床研究团队作为研究项目的牵头人，制定了全球首个《阿尔茨海默病循证预防国际指南》，在平衡膳食、适度运动、戒烟限酒和心理平衡四大方面，提出了具体的方法，是防治AD的有效措施。

为了普及AD防治的相关知识，响应《健康中国行动（2019—2030年）》关于"要求到2030年我国65岁及以上人群老年期痴呆患病率增速下降"的号召，我们推出了这本《阿尔茨海默病》。

感谢中国心理卫生协会专家对本书的指导、审阅，并将本书列为全国科普宣传推荐读本。感谢著名精神医学专家王祖承、徐一峰、谢斌、肖世富、陈圣祺、季建林、陆峥等教授指导并撰写了部分章节。感谢每一位参与编写者。

本书的出版得到中国医药科技出版社的大力支持，在此特表衷心感谢。

李广智

2020年10月10日世界精神卫生日

目录

常识篇

病 因 篇

症 状 篇

诊断与鉴别诊断篇

治疗篇

预防保健篇

常 识 篇

阿尔茨海默病如何得名？

阿尔茨海默病（Alzheimer's disease, AD）是以德国精神病学家和神经学家阿洛伊斯·阿尔茨海默（Alois Alzheimer）命名的。1906年，阿尔茨海默医生注意到在一位名叫Auguste D的女性的大脑中有一些特殊的变化，她死于记忆力减退、定向障碍、偏执和不可预知的行为。

这位51岁的女性去世后，阿尔茨海默对她的大脑进行了尸检。他发现了畸形的蛋白质团（后来被称为斑块）和扭曲的纤维束（缠结），这些特征现在可以区分退化性脑部疾病。他还注意到她大脑神经细胞周围的萎缩。

几年后的1910年，研究阿尔茨海默病的德国精神病学家埃米尔·克莱佩林（Emil Kraepelin）整理了他同事的发现，并且在德国《普通精神病学》（*General Psychiatry*）一书的第二卷中命名此病为"阿尔茨海默病"，这标志着首次描述了这种特殊类型的痴呆症——它会慢慢破坏记忆和思维能力。阿尔茨海默医生死于1915年。

中国的"世界阿尔茨海默病日"历年主题是什么？

（1）由来

国际阿尔茨海默病协会1994年在英国爱丁堡第十次会议上确定：每年的9月21日为世界阿尔茨海默病日。在这一天，全世界60多个国家和地区都将组织一系列活动，使全社会都懂得阿尔茨海默病的预防是非常重要的，应当引起足够的重视。每年都有一个不同的主题。

2001年9月21日，我国首次举办"世界阿尔茨海默病宣传日"。

（2）历年主题

2001年——诊断痴呆：有效帮助的第一步。早发现、早诊断、早治疗是关键。

2002年——衰老还是疾病，正确认识老年痴呆。

2003年——携手互助，直面AD。

2004年——关注痴呆，刻不容缓。

2005年——行动改变未来。

2006年——关爱健康，防治痴呆。

2007年——正确认识老年痴呆症，关爱老年人，防治痴呆病。

2008年——医患互助，默契配合。

2009年——诊断痴呆，早行动早受益。

2010年——痴呆，是时候行动了！

2011年——认识痴呆，不懈努力。

2012年——防治痴呆，你我同行。

2013年——防治痴呆，关爱相伴。

2014年——减少风险，预防痴呆。

2015年——记忆与爱同行。

2016年——关注记忆，关爱老人。

2017年——他们，需要你的爱。

2018年——记忆3秒钟，旨在提醒我们全世界每3秒钟就有一个新诊断的痴呆患者。

2019年——从容面对，不再回避。为呼吁社会各界都应关心老年人的晚年生活，改善他们的生活质量。

2020年——从容面对，不再回避。（与2019年的主题相同。）

什么是世界阿尔茨海默病月？

世界阿尔茨海默病月（脑健康月）于2012年9月启动，每年的9月是世界阿尔茨海默病月。决定引入整整一个月的时间（包含现有的世界阿尔茨海默病日），是为了使全世界的国家和地方阿尔茨海默病协会能够在更长的时间内扩展其宣传计划的范围。

国际阿尔茨海默病协会（Alzheimer's Disease International, ADI）认为，战胜AD的关键在于全球解决方案和当地知识的独特结合。因此，ADI授权当地阿尔茨海默病协会促进并为AD患者及其护理人员提供护理和支持，同时在全球范围内开展工作致力于关注AD问题。ADI的董事会由来自世界各地的人组成，员工团队总部设在伦敦。

2020年世界阿尔茨海默病月的主题是"让我们谈谈痴呆症"。

ADI是与世界卫生组织（WHO）有正式关系的世界各地阿尔茨海默病协会的国际联合会。每个成员都是各自国家的阿尔茨海默病协会，他们支持痴呆症患者及其家人。ADI的愿景是今天预防、关爱和包容，明天治愈。

ADI经营着阿尔茨海默病大学，这是一系列旨在帮助国家阿尔茨海默病协会的员工和志愿者建立和加强他们组织的实践研讨会。

ADI召开国际会议，这是时间最长的关于AD的国际会议。该会议是一个独特的多学科活动，它将世界各地对AD感兴趣的人们团结在一起。

每年9月为世界阿尔茨海默病月，9月21日为世界阿尔茨海默病日，可以借此机会提高全球对AD患者及其对家庭的重视，以及世界各地ADI成员对各自的认识。

AD的发病情况如何？

2020年9月21日上午10点，由国家卫生健康委员会老龄健康司指导、中国人口福利基金会主办的主题为"从容面对，不再回避"的世界阿尔茨海默病日主题宣传活动在线开播。此次活动发布了《阿尔茨海默病患者家庭照护核心提示》，并邀请解放军总医院第二医学中心神经内科副主任解恒革、北京大学第六医院记忆障碍诊疗与研究中心主任王华丽、北京大学第一医院神经内科主任医师孙永安通过网络直播的形式与观众互动，针对该病进行知识科普与宣传。

专家指出，阿尔茨海默病（AD）是老年期痴呆最常见的类型，表现为记忆减退、词不达意、思维混乱、判断力下降等脑功能异常和性格行为改变等。

专家援引《世界阿尔茨海默病2018年报告》：每3秒钟，全球就有一名痴呆症患者产生。目前，全球至少有5000万的痴呆患者，预计到2050年，这个数字将达到1.52亿，其中60%~70%为AD患者。在中国，目前约有1000万AD患者，预计到2050年，我国AD患者将超过4000万人。这已成为严重影响全球人口健康和生活质量的重大公共健康问题。

上海2020脑健康月公益宣教活动情况如何？

2020年9月21日（世界阿尔茨海默病日），由上海市医学会、上海市医学会神经内科分会主办，中国科学院上海药物研究所《家庭用药》杂志和上海复旦复华药业有限公司协办的"2020脑健康月公益宣教活动"首次通过线上方式举行。为引导公众重视脑健康管理，这一公益活动已坚持了11年。

上海市医学会神经内科分会的多位专家通过线上形式向受众科普了AD与认知障碍防治知识；在9月脑健康月期间，主办方还以短视频形式，通过微信公众号、上海市医学会健康科普基地、抖音、家庭用药等各类新媒体平台向大众播放有关AD识别、干预、预防护理等知识，目的是增强大众对AD有关知识的了解，让全社会能更从容地面对疾病，真正做到早识别、早干预、早获益。

同济大学附属第十人民医院神经内科赵延欣教授为大家科普了如何通过八大征兆识别AD；复旦大学附属华山医院神经内科郁金泰教授告诉观众AD是可防可治的，并为大家介绍了如何预防AD；海军军医大学附属长征医院神经内科尹又教授告诉大家AD不仅是记忆障碍，并教大家如何在家进行自测；复旦大学附属中山医院神经内科丁晶教授提醒大家要重视轻度认知障碍；上海中医药大学附属岳阳医院神经内科韩燕教授与大家分享了AD患者如何用药等科普知识。

此次脑健康活动，除线上视频科普微课堂外，医师研讨会还围绕认知障碍相关话题进行了热烈的线上学术探讨。

上海市医学会神经内科分会主任委员董强指出：目前我国85岁以上老年人群中，1/3患有AD。对于AD患者来说，记忆化作流沙，亲人变得陌生，心智有如孩童，世界重新归零；对于全社会来说，这是必须应对的挑战。我们的大脑就像一台高精密且每天都在高速运转的"机器"，随着使用年限的累积，它会出现老化、故障、"死机"，甚至彻底"报废"的危机。关注脑健康，大脑就会更灵光，我们呼吁更多人关注AD患者，伸出双手帮助他们，让他们感受到社会的爱，关爱大脑，关注记忆。

为什么说AD影响每一个人

人人都会衰老，无论是凡夫俗子，还是达官贵人，没有任何一位老人能保证，自己与AD无缘。

2020年9月21日第27个世界阿尔茨海默病日，专家引用了美国加州大学洛杉矶分校教授、《终结阿尔茨海默病》主编戴尔·E.布来得森的一段话："几乎所有人身上都存在着诱发阿尔茨海默病的一些高危因素。而且，很多人还可能同时存在着多类高危因素。因此，我们建议每个成年人都应该接受相应的心智评估检测，并在适当年龄开始实施预防计划，如果症状已开始出现，则尽早治疗达到逆转。"中华医学会心身医学分会前任会长何裕民在深圳举办的关于老年疾病防治的大型公益讲座的第一句："也许，今天我们越来越不怕癌症，越来越少死于恶性肿瘤！却又被更难缠的阿尔茨海默病盯上了！谁都不敢说自己能够幸免于阿尔茨海默病！更可怕的是，此病令人活着毫无尊严，只能苟延残喘！在中国，今天的阿尔茨海默病现状，犹如20世纪80年代癌症的肆虐。"

年轻时，撒切尔夫人拥有扫描仪一般的记忆能力，她可以随口说出几年前的经济统计数据，但当AD逐渐恶化时，她经常重复问同一个问题，根本不记得已经说过好几遍了，到最后，她连一个完整的句子也拼凑不出来了。

罹患AD的名人不只有撒切尔夫人，还有凭《百年孤独》获得诺贝尔文学奖的哥伦比亚作家加西亚·马尔克斯。马尔克斯享年87岁，在他去世前两年，因患AD，已经无法写作，计划中的回忆录第二卷、第三卷也无法完成。

曾带领美国创造经济高速发展奇迹，并在美苏博弈中拖垮苏联，赢得冷战，被称为美国历史上最成功、最睿智总统之一的罗纳德·里根后来不幸罹患AD。里根对AD做出了巨大贡献，他以公布自己患病消息的方式，吸引了全球人士对AD的关注。

为什么说AD只能延缓，无法治愈？

2020年9月20日，《新民晚报》刊发文章：《早发现早诊断早治疗，为阿尔茨海默病患者及其照料者减负》。文章论述："阿尔茨海默病确诊之后，患者平均存活期为7年，确诊后存活超过14年的病患不足3%。"近年来，国内对AD认知率有了大幅提高，出现症状一年内的就诊率相较2012年有所提高，达77.43%。AD的病因迄今不明，而它的病程，类似于一场慢性刑罚——起初表现为近期记忆减退、计算能力减弱、性格和情感改变等，然后出现对人、事、物定向力障碍以及对食物的理解能力减弱，最终连穿衣、吃饭等行为也不能解决，瘫痪在床。此外，严重的病症常常会导致诸如吞咽障碍、行动不便和营养不良等并发症，大大增加了死亡的风险，同时也使护理工作变得极其艰难。对于照料者而言，存在时间精力有限、就诊不方便、无力支付等问题。调研显示，65%~80%AD患者的照护者表示精神压力大、身体健康及社交生活受到影响。

如何提高患者依从性、减轻照护负担、缓解患者家属精神压力，成为AD治疗领域的一大难题。

无论人们接受与否，目前针对AD还没有特效药，即便给予再好的治疗和照护，都不能从根本上逆转病症由轻至重的进程。癌症尚有30%的治愈率，而AD长期来看就是一个不可改变的恶化过程，一场与亲人间"漫长的告别"。

虽然一些发现较早的初期病患通过规范治疗在一定时期内可以有所好转，但这种病在起病时特有的隐匿性，使得大多数患者都错过了这个阶段。早在2009年《中华老年医学杂志》发起的AD诊治现状调查即显示，中国AD患者从出现症状到首次确诊的平均时间在1年以上，67%的患者在确诊时已经发展到中重度，已错过最佳干预阶段。这种情况至今并无根本性好转。

近年在AD防治方面有哪些新进展？

"在2017年以前，我们更多地关注阿尔茨海默病的治疗，主要是针对该疾病的病因研究，包括如何发病、病理过程怎样，以及使用哪些药物来干预其病理进程。"上海交通大学医学院附属精神卫生中心老年精神科主任医师王涛在接受《第一财经》记者采访时表示，"但不论是单克隆抗体还是分泌酶抑制剂等AD病理相关药物，截至目前其效果均不是很理想。"

因而，近年人们的关注度更多地集中到了AD的"预防"层面。其中最为关键的是重视导致AD发病的风险因素。

2020年7月31日，《柳叶刀》发表由28位世界权威专家牵头的最新报告显示，"改变生命周期中的12个风险因素，可以延迟或预防40%的痴呆症病例"，而这些因素包括高血压、肥胖和糖尿病，早期受教育程度较少，中年时期的头部受伤、过量饮酒，晚年暴露在空气污染中等。

"可以看到，上述风险因素与其他一些慢性病有很大关联，所以阿尔茨海默病的预防，更多的是对引起健康水平下降的一些常见生活事件的预防，这对于大多数慢性病都有好处。"王涛补充说。

除此之外，AD的发病与睡眠也直接相关。北京大学第一医院神经内科主任医师孙永安接受媒体采访时指出："睡眠时，脑颅腔中会发生的改变是：胶质细胞的体积缩小，会腾出空间，而此时脑脊液就会灌注在神经组织里，清除一部分代谢的垃圾物，而引起阿尔茨海默病的毒性物质 β-淀粉样蛋白也包含在内。"

循证医学证实，采取积极科学的干预，可以有效地降低AD发病率。2016年在美国圣地亚哥进行的第九届"阿尔茨海默病临床研究会议"提供的数据显示：美国本土AD的发病率从2015年起开始有下降的趋势，并认为和美国最近几年大力推广和开展的降低AD危险因素及疾病管理措施有关。而与此同时，亚洲国家的AD的发病率在持续攀升。

因此，AD是可以防治的，甚至是可以终结的！

为什么说可以终结AD？

正在人们彷徨不安时，2020年世界阿尔茨海默病日之际，ADI专家发出振聋发聩的呐喊：终结阿尔茨海默病！让全球数以几千万计的阿尔茨海默病患者，波及数亿的阿尔茨海默病家庭成员振奋不已，人们迅速将目光聚集到发出这个声音的美国加州大学洛杉矶分校的教授戴尔·E.布来得森。他立足于实验室与病房里的精深研究，发愿要为苦海迷航的患者与家属提供个性化的预防与干预方案。

每个人都可能认识一些癌症康复者，然而，肯定没有人见过阿尔茨海默病康复者。这种无奈的局面，现在开始改变了！

我们如此恐惧 AD，不外乎两个原因：第一，它是全世界十大常见的致死性疾病中，唯一无药可治的疾病；第二，此病不仅夺命，而且患者将历经数年甚至数十年毫无尊严的生存期，让全家人饱受折磨。

但是戴尔·E.布来得森博士扭转了这一令全世界尴尬的局面，他发明的 AD 个性化治疗程序，向我们证明：AD 不仅可以预防，并且有许多患者经治疗后，病情明显控制，甚至逆转；此病并不像现在认识的只是一种单一性疾病，而是由各种不同的致病因素导致的多种疾病的总称，在不同的年龄段以不同的方式表现出来；当身体遭受炎症、毒素侵害、营养物质平衡失调时，将促发此病；整套个性化治疗程序，就是通过改变生活方式，如调整微量营养素和激素水平、缓解压力、改善睡眠质量等，使人体脑部功能重新恢复平衡。他强调晚餐后禁食 12~16 小时，对改善老年痴呆有关键性作用！

这套简单易行的个性化治疗程序的防治效果是惊人的！在最先接受个性化治疗程序的 10 名患者中，有 9 名在 3~6 个月内病情明显好转，此后又有数千名患者先后接受治疗，且同样有效。

布来得森博士第一个发布了对此病振奋人心的全新见解，为患者及其亲人带来了希望和福音！

为什么说一人得AD，全家受累？

权威数据显示，截至 2019 年，我国有 1000 多万 AD 患者。在这 1000 万人的身后，是 1000 万个不幸的家庭，以每位病患需要 1~2 人照顾计算，直接影响 3000 万人口的生活质量。

照护能力不足、照护资源匮乏、治疗服务单一，是病患家庭面临的三大困境。

据统计，对轻度、中度、重度状态的病患，非专业照顾者每天分别需要花费 5.34 小时、8.15 小时、18.44 小时的时间照顾患者，这无疑是对正常人生理和心理承受力的残酷考验。《2019 年阿尔茨海默病事实与数据》报告指出，35%的照料者报告因照料工作而导致健康情况变差，更有30%~40%的家庭照料者伴有抑郁症状，44%的家庭照料者感到焦虑。

此外还有沉重的经济负担。首都医科大学宣武医院神经内科主任贾建平教授及其团队研究认为，我国AD患者平均每人每年要花费13万元，其中超过67%是交通住宿费、家庭日常护理费等非直接医疗费用。

多重压力叠加之下，许多家庭因为一个病患而长期陷于痛苦的深渊。

如果患者口服药物有困难，能否使用贴剂？

AD的治疗药物主要分为口服药和贴剂两类，主要作用都是改善状况，延缓病情。口服药是目前的主流，但用药过程中存在着诸多的干扰因素，使口服药物常常无法发挥出应有的效果。

比如AD患者常伴有慢性病症如高血压、糖尿病等，有些患者还伴有焦虑、抑郁、行为紊乱等症状，需要长期合并用药，药物之间会存在相互作用。老年患者认知能力低下，同时服用多种药物极易导致漏服、误服。再加上患者服药依从性差，有些还存在吞咽障碍，这些都会影响药效，甚至导致不良反应。

贴剂类药物可能将会是服药困难和效果较差的AD患者的新希望。贴在皮肤上的贴片可使药物通过皮肤直接进入血液，不通过胃肠道，避免了首过效应。经皮每天一次或者多日一次给药，可以直观地看到贴剂的持续疗效，简化用药管理，提高依从性，帮助患者获得更显著、更持久的临床效果。它可以明显改善AD患者的认知功能和总体功能，与口服胶囊剂疗效相当。临床经验也证实，它的耐受性、安全性、依从性、操作简便性也明显优于口服类药物。

长期情绪低落会增加罹患AD的风险吗？

中国学者历时3年完成的一项大型临床队列研究表明，老年人长期具有情绪低落等轻微抑郁症状，会引起认知功能下降，增加罹患阿尔茨海默病（AD）的风险。轻微抑郁症状可以导致AD发生风险提高83%。

复旦大学附属华山医院神经内科郁金泰教授携手青岛大学市立医院神经内科谭兰教授团队取得的研究成果已发表在最新一期国际顶级期刊《生物精神病学》（*Biological Psychiatry*）上，引起了国际医学界的广泛关注。

据郁金泰介绍，脑内淀粉样蛋白聚集是 AD 早期病理性事件之一，可在 AD 发生前数十年就开始。轻微抑郁症状是指，情绪低落、兴趣减退或快感消失等，且未达到抑郁症的诊断标准。以往医学界对轻微抑郁症状关注较少，其与 AD 的关系研究则更少。

郁金泰研究团队对轻微抑郁症状、淀粉样蛋白及认知功能之间的关系进行了深入研究。结果显示：抑郁症状可在一定程度上通过调节淀粉样蛋白水平，对认知功能产生负面影响。与情绪健康个体相比，持续伴随轻微抑郁症状者脑内淀粉样蛋白沉积水平更高，认知功能受损。研究人员发现，抑郁症状与脑内淀粉样蛋白水平还会通过相互"促进"，形成加剧认知功能受损的恶性循环。

该研究表明，通过学会自我调节、合理倾诉来排解消极情绪和负性思绪，保持积极乐观的心态，对预防或减缓 AD 的发生有重大意义。中国专家的这项研究结果意味着可寻找适合 AD 早期干预的高危人群，引入干预轻微抑郁症状措施，或可预防或减缓其认知能力下降。郁金泰和谭兰均倡导社会关注老年人的情绪问题，如有轻微抑郁症状，应积极干预。

为什么说长期听力障碍，可能影响认知功能？

随着年龄的增长，我们的听觉器官、系统会衰退，导致有些老年人会出现双耳听力逐渐减退的现象，称为"老年性耳聋"。

第二次全国残疾人抽样调查数据分析，推算出老年人听力残疾率占听力残疾人数的 30%~50%，其中老年性耳聋占老年听力残疾的 66.87%，居老年听力残疾致残原因之首。最新数据显示，在 65 岁以上老年人中，约 1/3 存在中度以上的听力损失。

统计数据还显示：2018 年我国视力残疾患者人数达到 1700 多万，听力残疾患者人数达到 2780 万人，其中绝大多数为 60 岁以上的老年人。以听力残疾为例，第二次全国残疾人抽样调查显示：60 岁以上老年人患听力残疾的比例高达11%。据此推算，中国60岁以上老年听力残疾人总数目前已经超过2000万。

世界卫生组织（WHO）和世界银行2016年的报告显示，未处理的听力损失问题使全球每年要付出7500亿美元的高昂代价。其中大部分是由于听力障碍所带来的社会隔离、沟通困难和思想包袱、心理障碍等。

据WHO数据显示，轻度、中度、重度听力损失的老人，其AD的患病率分别是听力正常老人的2倍、3倍和5倍。流行病学研究表明，听力每损失25分贝，在认知退化上的作用就相当于老了7岁。且听力损失越严重，患AD的风险也会随之增长。

为什么说老年人听力损失会增加患AD的风险？

在日常生活中我们要听到并听懂声音，不仅仅需要靠耳朵的作用。耳朵帮我们接收声音，将声音信号转换为神经冲动，经听神经传输到大脑皮层的听觉中枢，并与语言中枢联系，最终理解语意。但是，当听力下降时，听觉通路受到抑制，大脑的输入（刺激）明显减少，正所谓用进废退，大脑听觉皮层可能会逐渐萎缩，会大大减少语言中枢处理声音的可用资源，影响听力损失患者的语音识别能力。

听力损失在直接影响听觉中枢和语言中枢的同时，也对大脑其他区域有一定的影响。由于听力损失，我们大脑的听觉中枢就得不到有效刺激，大脑便会将其他区域的功能分配给听觉中枢，这就导致其他区域受到的刺激也减少，从而增加了大脑的负荷，诱发AD的发生。

老年人出现听力下降最显著的问题就是："听得到声音但听不懂。"这就提示我们老人的大脑语言中枢功能可能在下降。渐渐地，老人就不愿与人交流，社会活动也逐渐减少，甚至可能会变得抑郁、自闭。

当老人出现哪些听力问题时，需要尽早到听力中心就诊？

当老人出现如下听力问题中的3个及以上时，请尽早至听力中心进行就诊：

（1）常常听不到别人在背后叫您。

（2）长时间交谈时感觉疲劳。

（3）经常要求对方重复。

（4）在多人对话时难以听清。

（5）在嘈杂环境中，面对面交谈有困难。

（6）常常听不到电话铃和门铃。

（7）家人常抱怨您看电视时声音太大。

（8）电话交谈困难。

对于60岁以上人群，建议每半年或一年进行一次听力检查。对老年性耳聋应做到早发现、早干预、早康复。

听力障碍的老人，可在医生的指导下，选配合适的助听器，有助于与人沟通、交流，预防或延缓AD。

什么是血管性痴呆？

血管性痴呆（vascular dementia, VD）是指由于脑血管病变而引起，以痴呆为主要临床表现的疾病，既往称多发性梗死痴呆。VD是老年期痴呆的第二位原因，仅次于AD，占老年期痴呆的20%。世界各地绝大多数流行病学研究表明，AD约为VD的2倍。VD多见于60岁以上的老人，男性多于女性。多数患者伴有高血压。一般进展缓慢，常因卒中发作，导致急性加剧，病程波动，多呈阶梯式发展，常可伴有局限性神经系统体征。

VD的病因是脑血管病变引起脑组织血液供应障碍，导致脑功能衰退。VD的发病机制非常复杂，是多种脑血管疾病的结果。痴呆的发生与血管病变的性质和部位有关。有人认为，多发性小梗死灶对痴呆的发生有重要作用，小梗死灶越多，出现痴呆的机会越多；有人提出痴呆的发生与脑梗死的容积有关，当容积超过50ml时常出现痴呆。

血管性痴呆有哪些临床表现？

VD患者早期，除有主动性下降及轻度记忆力下降外，无明显痴呆表现。早期特征性症状是躯体不适感，以头痛、头晕、肢体麻木、失眠或嗜睡、乏力和耳鸣较多见。此外，患者注意力不易集中，情绪易于激动，自我克制力减弱，情感脆弱及轻度抑郁。患者的认知功能损害常具有波动性，这种波动性可能与脑血管代偿或发作性意识模糊有关。开始仅出现近记忆力障碍，但在相当长的时间内自知力存在，知道自己有记忆力下降，易忘记事情，为了防止遗忘而准备好备忘录。有的患者为此产生焦虑或抑郁情绪。患者的智能损害有时只涉及某些局限的认知功能，如计算、命名等困难。而一般推理、判断能力可在相当一段时期内仍保持完好，常能察觉自身这些障碍而主动求医或努力加以弥补，人格也保持较好，故有"网眼样痴呆"之称。明显痴呆患者的情绪不稳，激惹性增高，可因微不足道的小事而哭泣或大笑，称为情感失禁。晚期可出现强制性哭笑，或情感淡漠及严重痴呆。部分患者可出现感知觉障碍及思维障碍，亦可有各种妄想，如关系妄想、被害妄想、嫉妒妄想等。多数患者可有神经系统的体征，不同部位的脑出血或脑梗死有不同的神经系统体征，如偏瘫、失用、失认、共济失调及阳性锥体束征等。

血管性痴呆的诊断标准是什么？

血管性（原名动脉硬化性）痴呆，包括多发性脑梗死性痴呆，在起病、临床特点和病程上均与阿尔茨海默病性痴呆不同。典型病例有短暂脑缺血发作的病史，并有短暂的意识损害、一过性轻瘫或视觉丧失，痴呆也可发生在一系列急性脑血管意外之后或继发于一次重度卒中，但这种情况较少见。此后，记忆和思维损害成为突出表现。起病通常在晚年，可在某次短暂脑缺血发作后突然起病或逐渐起病。痴呆往往由血管病，包括高血压性脑血管病引起的脑梗死引起。梗死往往较小，但它们的影响可以累加。

世界卫生组织《国际疾病分类第十次修订本》（ICD-10）中有关VD的诊断标准：①存在如上所述的痴呆；②认知功能的损害往往不平均，故可能有记忆丧失、智能损害及局灶性神经系统损害体征；③自知力和判断力可保持较好；④突然起病或呈阶段性退化，以及局灶性神经科体征和症状使诊断成立的可能性加大。对于某些病例只有通过CT或最终实施神经病理学检查才能确诊。

本病应与AD鉴别。AD常缓慢隐匿起病，女性患病率稍高，病程缓慢进展，早期即有人格改变及自知力缺乏，较少出现神经系统局灶性损害的体征，结合上述本病的临床特征，一般鉴别不难。

血管性痴呆与AD可以并存吗？

VD是老年期痴呆的第二大原因，痴呆出现前有高血压、动脉粥样硬化等脑血管病高危因素及卒中史。本病常急性起病，整个病程呈阶梯样进展，有局灶性神经系统阳性体征，脑CT或MRI显示有脑血管性病灶；痴呆发生于脑血管病后3个月内，并且症状持续6个月以上。临床上有10%~15%的VD与AD并存，使鉴别诊断有一定困难。

什么是《阿尔茨海默病循证预防国际指南》？

"越来越多的流行病学研究表明，阿尔茨海默病是可以预防的，有效控制危险因素、合理利用保护因素可以显著降低AD的发病率和患病率。"复旦大学附属华山医院神经内科郁金泰教授说。

复旦大学附属华山医院神经内科郁金泰教授临床研究团队作为研究项目的牵头人，协同联合国际老年学会、美国、加拿大、新加坡、希腊以及众多中国专家，历时五年，对现有的研究证据进行了系统回顾和荟萃分析，制定了全球首个《阿尔茨海默病循证预防国际指南》（以下简称《国际指南》），该《国际指南》对阿尔茨海默病预防策略的制定有重大意义，相关研究成果近日以《阿尔茨海默病循证预防》（*Evidence-based prevention of Alzheimer's disease*）为题，发表于本领域国际顶尖杂志《英国医学杂志》（*The British Medical Journal*）的子刊《神经学，神经外科学与精神病学杂志》（*Journal of Neurology, Neurosurgery & Psychiatry*）上，并向全球5000家国际媒体发布此项研究结果，引起了国际医学界的广泛关注。

什么是老年期痴呆，分哪几类？

痴呆是在智能发育成熟后由于各种原因引起的严重认知功能障碍，常伴有明显社会生活功能受损和不同程度精神行为症状的一组综合征。痴呆多见于老年期，故又称老年期痴呆。所谓痴呆的认知功能障碍一般包括远事和近事记忆障碍、失语（语言的理解困难、表达困难等）、失认（感觉功能正常但不能识别或区分感知对象）、失用（运动功能正常但不能执行有目的的活动）和执行功能障碍（计划、组织、推理和抽象思维等），其中记忆障碍是痴呆诊断的必需条件。也许我们一下子不能很准确理解上述概念的含义，但是社会生活功能受损的概念比较容易理解。每个人都不是孤立地生活在这个世界，除了个人的生活以外都拥有一定的社会角色。比如有些人在单位是一名领导，要安排具体工作；有些人从事某种技术性工作。如果认知功能损害达到一定程度将无法胜任这些工作，当然复杂性的工作比简单体力劳动受损更加明显，出现得也更早。当痴呆的病情进一步加重时甚至，患者连料理简单的生活（比如洗漱、穿衣、饮食等）也变得困难，严重时完全不能自理，需人照料，这时更加不要谈胜任复杂的工作了。社会生活功能的明显受损也是痴呆诊断的必要条件，对大部分普通民众来说，不会太过于注意认知功能方面的损害，可是一旦病情严重到影响正常的工作和生活功能，家人照料困难时，就会觉得老人是出问题了。精神行为症状表现包括幻觉、妄想和兴奋、攻击等行为紊乱，这些精神症状使患者更加难以管理和照料，给患者和家属带来更大的烦扰，甚至还可能带来安全隐患。精神行为症状也常是患者到精神科就诊的主要原因之一。当然痴呆患者还存在神经生化、病理和影像等改变，相应的检查可以对临床诊断提供帮助。

老年期痴呆如按病因分类一般可以分为阿尔茨海默病、血管性痴呆、额颞叶痴呆、路易体痴呆、帕金森病痴呆和其他类型的痴呆等，其中阿尔茨海默病约占痴呆患者中的50%，血管性痴呆约占20%，路易体痴呆约占15%，其他类型的痴呆约占15%。

人为什么会得AD？

总体而言，AD的最大原因是随着年龄的增加而出现脑的老化。那么脑的老化表现在哪些方面？又受哪些因素影响呢？讨论这个问题我们还得从AD的病理过程讲起。AD的病因和发病机制复杂，目前并不十分清楚。通常认为与遗传因素、β-淀粉样蛋白（Aβ）的沉积、神经递质功能缺陷、tau蛋白过度磷酸化、神经细胞凋亡、氧化应激、自由基损伤及感染、中毒、脑外伤和低血糖等多种因素有关。

（1）老年斑和神经元纤维缠结（NTF）：成熟的老年斑是神经元炎性反应后的球形缠结，其中包含退化的轴突、树突和多种蛋白水解酶，周围伴有星形胶质细胞和小胶质细胞增生。老年斑的中心是Aβ，Aβ促使胶质细胞激活释放细胞因子，产生炎性反应引起突触和神经元的损伤；Aβ通过氧化应激损伤，使tau蛋白过度磷酸化产生神经元纤维缠结，最终导致神经元功能紊乱、死亡，引起痴呆，可见Aβ的沉积是AD神经生化变化的重要环节。

（2）神经递质功能缺陷：AD患者具有胆碱能系统缺陷，表现为皮质和海马部位的胆碱乙酰转移酶减少，使乙酰胆碱（ACh）合成减少，突触后烟碱样和毒蕈碱样受体减少，这些改变与AD患者的记忆障碍有关；而乙酰胆碱酯酶抑制剂（AChEI）抑制乙酰胆碱酯酶，能提高ACh浓度，调节淀粉样前体蛋白（APP）的代谢，减少Aβ的沉积，可改善认知功能。除胆碱能不足之外，AD患者还存在去甲肾上腺素能缺陷，这可能与AD的情感症状有关；AD患者的5-羟色胺（5-HT）系统功能改变可能与AD的抑郁症状和攻击行为有关；AD患者有谷氨酸功能异常，过量的谷氨酸作用于谷氨酸受体对神经元细胞产生兴奋性毒性作用，并干扰细胞间信号的传导，导致细胞凋亡和功能异常。

（3）AD可能是一种慢性炎症反应，其证据：①老年斑内有胶质细胞的增生和补体系统激活。②脑衰老和脑部炎症皆可引起Aβ沉积，而Aβ的沉积又可使急性损伤转化为慢性炎症，并诱发释放炎症因子，导致神经元损害。

（4）AD的神经病理主要表现：①大脑皮质、海马、杏仁核和丘脑中大量的老年斑。②大脑皮质和海马存在大量的神经元纤维缠结（NTF），存在NTF的神经元多呈退行性变化。③AD患者存在脑膜和皮质小血管淀粉样斑块沉积，沉积严重时可以影响血液供应。④在海马部位常可见颗粒样空泡变性及大量的平野体。伴随上述病理变化的是大量的神经细胞脱失，AD患者神经元的退行性变和脱失使大脑的重量减轻和体积缩小，额叶、顶叶和颞叶皮质萎缩，杏仁核、海马和海马旁回受累可能更加明显，白质和深部灰质的体积缩小。

当然引起上述病理改变还有一些其他的相关因素，且是可以干预的，比如脑血管病、糖尿病也与AD的发病有关。老年期生活的单调、缺乏足够的社会支持、患抑郁症、身体和脑力的锻炼缺乏都和AD的发病有关。经过上述病理改变较长时间的作用，如果没有相应的治疗，当神经细胞损害达到一定程度时，AD的症状就会出现，这时候AD的病程就进入临床期。

人脑的衰老是必然的吗？

对于这个问题的答案似乎非常简单，随着年龄的增大，人体各个器官的衰老将不可避免，长生不老是不可能的。而且伴随着生活水平的改善、科学技术的日益进步和医疗服务水平的提高，人类平均寿命明显延长，但此时衰老和老龄化成为更加严峻的问题，我们无法逃避老化这样一个规律，脑的衰老自然也不例外，我们不可能保持一个永远清醒、睿智的大脑。不是吗？在我们日常生活中，能看见或听说多少人曾经拥有灵活的大脑，但在步入老龄甚至中年时就不管用了、记忆下降甚至痴呆了，严重时连简单的生活也无法自理，每每提及这些事无不感慨老得真是太快，结局令人恐惧。同样在生活中也常见到有些老人尽管上了年纪，但思路清晰，仍能发挥自己经验方面的优势，坚持工作并发挥余热，当然他（她）们与年轻时代相比在脑力方面还是有所退步的，只是这种退步比较平缓，不明显影响他们的生活和工作，这样的衰老是必然也是可以接受的，带来的后果远远低于痴呆。所以当提及衰老时，我们有必要将正常的、随年龄增加的脑衰老和严重的脑衰老（痴呆）区别开来，讲到这里我们强调痴呆是严重的脑衰老形式，是一种疾病，而疾病终将是可以预防和治疗的，也就是说痴呆的发生不是一种必然。

老年人的学习和记忆功能能否保持正常？

这和前一个问题一样，也是一个相对性的问题，也就是说我们必须承认，老年人的学习和记忆能力和年轻人以及他们年轻的时候相比都是有所下降的，这种下降的趋势并不是从老年期才开始的。有一种看法是大概在20岁以后，我们的记忆能力就开始有所下降，到老年期这种下降只是更加明显而已。就人一生的不同阶段来看，对学习能力的要求是不同的。比如在我们的儿童期，看周围的世界什么事情都是新鲜的，儿童和青少年能非常快地接受新事物，学习能力是很强的，加之升学和就业的压力所迫，这种很强的学习能力也是这个年龄阶段所必需的。

到了老年期又如何呢？这个阶段多已退休，工作和学习的压力不再存在。这个阶段的老人学习新事物的能力差一些，也不会有什么特殊的不良后果的，这是主观层面上学习和记忆能力下降的主要原因。客观上说，随着年龄的增加，各个器官的衰老不可避免，大脑同样也不例外，神经元细胞的丢失、神经细胞间的突触联系减少，在形态学上可出现萎缩。由于这种与记忆有关的结构老化引起的记忆能力下降也难以完全避免，所以随着年龄的增长，记忆平缓的下降是一种客观趋势。但是我们大脑的储备常出乎我们的意料，在相当长的时间内这种学习能力的下降不会给我们带来更多的负面影响，甚至有部分老年人将他多年的经验、阅历和判断能力发挥到极致，处理复杂的事情得心应手，我们常把他们归为"成功老龄"的范畴。他们的观念和经验对年轻人来说也是一笔财富。所以说老年期有一些记忆力下降、学习的困难并不可怕，我们只要排除病理性的改变就可以了。

如果老人和年轻人具有同样的学习和记忆能力，也是很不实际的。一个有序的世界总有新老更替，只有一代更比一代强、只有依赖年轻人的创新，这个社会才能进步。

中老年人为什么会记忆减退？

记忆障碍多见于老年人，常由正常衰老、脑部疾病、躯体疾病或特定的物质中毒引起。而记忆减退实际上在中老年期就已经开始出现，只是这种减退的幅度不大、不严重。几乎每个人都有这样的感觉，随着年龄的增长，记忆能力逐渐下降。相对来说，在儿童和青少年期的记忆能力更强，中老年阶段出现下降、容易忘事。这与中老年期记忆生理特点以及与记忆有关的神经结构的退化有关。记忆过程一般可以分为即刻记忆、短时记忆和长时记忆。记忆由识记起始，识记过程保持信息的时间非常短暂，仅1~2秒，即刻记忆的信息通过额叶神经通路中的回响来保持，维持30秒至数分钟，如果不能转为长期记忆，信息就会丢失。信息通过固化过程来储存形成长期记忆，长期记忆的形成是一种依赖蛋白质合成和树突连接发育的生物化学过程。老年阶段容易受影响的是记忆的保存阶段，但以上任何生理过程的异常、与记忆功能有关的脑结构的老化均会导致记忆障碍，这也是记忆减退的根本原因。与记忆有关的主要神经解剖结构如海马、乳头体和杏仁核，其他如额叶损害都可能引起记忆障碍。由于上年纪后脑血管病变机会增多，这些部位的缺血性损害会导致记忆损害。

其他如长期大量饮酒引起B族维生素缺乏，造成间脑和颞叶结构损害，表现为明显的近事记忆障碍。另外，脑外伤、外科手术、脑血管病变、缺氧、一氧化碳中毒、低血糖、第三脑室肿瘤、单纯疱疹性脑炎、药物等也会引起记忆损害。某些常用的药物也损害记忆，如失眠患者常服用的地西泮（安定）类药物，以及抗癫痫药、抗心律失常药。静脉注射短效安定类药物能产生明显的记忆损害。不过，药物引起的记忆损害多为可逆的，停药后记忆力可恢复正常。损害记忆的其他毒性物质包括一氧化碳、有机磷和有机溶剂，长期暴露在此类毒性物质中也会损害记忆功能。

对于中老年人来说，已经形成的长期记忆一般是不容易忘记的，而且年轻时掌握的技能不但不会忘记，加上多年的磨炼和经验的积累，甚至能发挥得更加炉火纯青。这个阶段容易出现的问题是对新事物的接受能力差、学习新技能的能力下降，这种能力与年轻时相比常有明显退步，除前面所述的病理性改变之外，还有部分原因是中老年阶段多半已事业有成、忙碌不堪，没有时间、也不再迫切需要去学习，学习的能力显得也就差了。

记忆减退是否就是AD？

正如前述，记忆力减退是AD的核心症状和诊断的必要条件，但是记忆减退和AD是不能画等号的，仅仅有记忆力下降不足以诊断AD，很多原因均会导致记忆力减退。比如老年良性健忘症，也称增龄性遗忘，这是老年人最为常见的记忆力下降。良性健忘症的特点是老人与自己以前相比记忆力有所下降，但与年龄相当的大部分老年人相比记忆力水平无明显下降。值得注意的是对记忆力下降的判断有时是很主观的，也有部分老人总是觉得自己的记忆大不如前，但实际上这种记忆损害根本不影响正常的生活，客观的检查结果显示记忆仍处在正常的水平。但有意思的是往往真正的AD患者并不能认识到自己记忆力的下降，在家人指出后还寻找各种各样的借口来加以掩饰，比如常说"这些事情和我关系不大，我不太关心，所以不记得了"。甚至会非常反感外人提及记忆力问题，如果家人试图考察他（她）的记忆，则可能怒上心头并反问："你们都当我痴呆了？"还有一种情况就是夸大自己的记忆力损害，比如抑郁症患者多有明显记忆障碍的主诉，主观记忆减退的程度一般远超过客观记忆检查的结果，待抑郁症状缓解后记忆障碍也会减轻或消失。因此一般来说，如果自己能认识到记忆力下降，能主动采取一些补救的措施，如把重要的事和信息记在笔记本上、做好备忘，这实际上是老人所经历的一个正常阶段，与AD是完全不同的。

讲到这里要强调的是，对记忆力减退千万不能大意，尤其是在老年期比较迅速的记忆减退，有可能是AD的表现，在AD的早期就可以有明显的记忆减退。所以还是应该重视记忆减退的表现，及时就诊并做进一步检查，以免错过治疗的最佳时机。

哪些人容易得AD？

要说清楚哪些人易患AD实际上需要了解哪些因素与AD的发病有关。总体而言，AD的发病机制复杂，影响发病的危险因素是多方面的，但经过多年的研究，目前AD的发病机制和主要病理改变已经研究得比较清楚。作为一种老年期常见的疾病，AD的发病首先与年龄有关，尽管也有部分病例发病的年龄较早。流行病学调查的结果表明，随着年龄的增加，AD的患病率明显增高。多数的调查显示65岁以上人群的患病率约为5%，但是以后随着年龄每增加5岁，患病率约增加1倍，也就是说75岁人群的发病率约为15%，80~85岁人群的患病率可达20%~30%，而年龄超过90岁的人群中AD的患病率可达40%~50%。那么除了年龄以外还有哪些因素与AD的发病相关呢？主要还包括以下几个方面。

（1）遗传因素：AD尤其是家族性的AD有明显的遗传倾向，经过多年的研究已经找到一些AD的致病基因，比如淀粉样前体蛋白（APP）基因、早老素-1（PS-1）基因、早老素-2（PS-2）基因突变与家族性AD的发病相关。载脂蛋白E（ApoE）基因多态性是迟发性AD的主要危险因素。

（2）性别：AD的发病有性别差异，女性高于男性，痴呆的发病率为男性的1.5~2倍，其中的原因尚未完全阐明，但可能与女性特殊的生理周期以及老年期女性激素水平的急剧下降有关。

（3）受教育程度：流行病学调查发现，AD的发病明显与教育程度呈负相关，也就是说受教育程度低的老年人更加容易患AD。当然平时也常可以看见文化程度很高的老人患有AD，但总体上看，多用脑、多学习有助于预防AD的发生。

（4）脑血管病、糖尿病和高胆固醇血症：这些都是血管性痴呆的危险因素，但研究显示这同样是AD的危险因素，比如研究发现糖尿病患者的AD发病率约是正常老年人的4倍，高胆固醇血症患者的AD发病率也高于正常老年人。因此对以上疾病的干预和治疗对AD患者有益。

（5）老年期首发的抑郁症：老年期抑郁症和AD的关系目前尚不完全清楚，但二者之间有密切的联系。AD患者在早期常见抑郁和焦虑症状，对老年期抑郁患者的随访也显示该类人群患AD的可能性会增大，病理研究的结果提示：长期的慢性抑郁加剧海马结构的损伤，这与AD的发病有关。

（6）重金属和化学物质中毒：接触重金属如铅、铬、砷或其他有毒化学物质和化学溶剂会升高AD的发病率。既往曾有研究提示金属铝与AD的发病有关，目前研究的结果不肯定，但铝对神经细胞具有一定毒性作用。

AD是一种多病因的疾病，发病的相关因素很多，其他比如产伤、幼时营养缺乏、脑外伤、甲状腺功能减退和缺乏体育锻炼等也与AD的发病有关。

AD会传染吗？

首先要搞清楚什么是传染性疾病。所谓传染性疾病，是由各种病原体引起的能在人与人、动物与动物或人与动物之间相互传染的疾病。传染性疾病的分类，按病原体的不同，可以分为病毒性传染病、细菌性传染病、衣原体性传染病等；根据传播途径的不同，可以分为呼吸道传染病、肠道传染病、皮肤性传染病、人畜共患性传染病；根据病程的长短，可分为急性和慢性传染病等。由于传染病能够通过相互传染而对人们的健康甚至生命造成严重威胁，自然而然，我们就要问AD会否传染的问题。

目前一些传染病确实可以引起痴呆，例如：乙型脑炎病毒引起的流行性乙型脑炎会导致痴呆，结核杆菌引起的结核性脑膜炎导致痴呆，梅毒螺旋体引起的麻痹性痴呆，还有一种常发生于老年人的海绵状样脑病克-雅病（Creutzfeldt-Jakob disease, CJD）也可能传染。但是迄今为止，未在AD脑组织中分离出病毒，也未发现与其他病毒性疾病类似的免疫反应，也没有发现AD在人群中传染的证据，所以，目前认为AD不会传染。

AD与一些老年常见病（如高血压、动脉粥样硬化等）的关系如何？

（1）AD与高血压的关系：高血压是重要的血管病危险因素，心血管病患者的AD发病率较无相应病史者高9倍，至少1/3 AD患者具有明显的脑血管病理改变。文献报道高血压能促进AD的发病。有人对700例AD患者进行临床试验以观察血压与认知障碍的关系，研究表明当严格控制AD的高血压可减缓其认知功能的下降，并且在6个月的临床试验中证实了高血压是AD的潜在危险因素之一；研究还发现65岁以上患有高血压的AD患者认知功能下降的程度是同龄血压正常组AD患者的7倍。也有研究表明，高血压与AD无明显相关，但当同时患有糖尿病、心脏病或吸烟时才成为AD的高危因素，因此高血压可能在伴有其他危险因素存在的条件下才能增加AD的风险。

高血压引起AD的机制可能是长期高血压使脑内大动脉弹性降低，顺应性下降，表现为动脉硬化和血管内膜增厚、管腔狭窄，导致脑血流下降，使小动脉痉挛、缺血，管腔狭窄，血管阻力增加，使脑血流量大为减少，可致脑室周围的白质灌注减少。加之血管内皮细胞的损伤同时又激活了血液高凝状态，从而加重动脉硬化的程度。上述血管病变可能促发AD的关键环节是脑灌注下降。首先脑组织对缺血缺氧非常敏感，低灌注使脑能量代谢障碍、葡萄糖利用减少、局部蛋白质合成异常、神经递质紊乱和胆碱能受体缺失，也可促进脑白质和海马神经元损伤，从而导致认知功能障碍。其次，低灌注导致一氧化氮（NO）下降，微血管试图通过基膜增厚和内皮细胞变形进行代偿，长时间以后引起血管结构的病理改变，而内皮细胞的病变使一氧化痰合成进一步减少，从而形成一种恶性循环，加剧低灌注，致大脑氧和葡萄糖供应不足及能量合成障碍，最终引起大脑结构和功能异常，导致认知和行为改变。

（2）AD与动脉粥样硬化的关系：研究发现脑动脉粥样硬化可能在AD的发病机制中起作用，且与大量的神经元斑块沉积有关。脑血管病变是AD的主要病理改变之一，并与神经斑块有关。研究还发现无论是否携带ApoE基因，动脉粥样硬化自身就能直接促进AD的发展。研究发现，严重动脉粥样硬化应该被考虑是散发AD的危险因素之一，脑动脉粥样硬化引起的低灌注可能是导致AD的病理改变和临床表现的原因之一。越来越多的证据提示血管因素与AD的发生密切相关：①血管疾病的危险因素，如ApoE4等位基因、高胆固醇血症、高血压、糖尿病、高同型半胱氨酸水平和动脉粥样硬化都可能是AD的危险因素，因此诱发血管病变的因素也是增加发生AD的危险因素。②AD患者存在的脑缺血因素可加重其认知功能障碍，由此认为导致AD的机制是血管功能不全和神经变性的相互作用。③无症状AD患者的脑血流量和脑灌注的改变先于认知功能障碍。

AD与心理的关系如何？

AD是有确切病理改变的疾病，患者的大脑萎缩、脑细胞大量凋亡，另外还可见到神经元纤维缠结与老年斑等改变。通常意义的心理疾病是检查不到大脑明显病变的。因此，总体而言，AD不属于通常意义的心理疾病。

不过，AD的认知改变本身也是属于心理改变范畴。心理改变包括情绪改变、感知觉改变、思维想法改变、动机行为异常和智能改变等。也就是说，AD的症状也属于心理（或说精神）疾病的范围。

心理活动是大脑的功能，AD是一种大脑疾病。因此，AD与心理活动仍有着千丝万缕的联系。举例而言，AD患者的居住环境不宜时常变化，就是因为老年人适应新环境的能力较差，往往见到已有痴呆症状的老人如果迁居住到了新的地方时，病情恶化更明显。再比如说，AD患者的照料者也不能常变化，他们往往接受不了新来的人，一段时间内会表现烦躁，拒绝照料，甚至饮食与夜眠也受到影响。应用心理学的知识，时常与老人交谈，让他们做力所能及的事情，或为他们读读报，或锻炼他们的脑力也是对AD患者的心理治疗内容。

另外，AD的前驱期神经心理症状也开始被研究者所关注，即所谓轻度行为障碍（mild behavioral impairment, MBI），它可以表现为情绪激动、焦虑、冷漠、抑郁、睡眠障碍、冲动、易怒等。这些症状可以在AD的前期就已经出现，其意义在于不仅可能预测未来AD的发生，也可能预示AD的进展速度，被认为是AD的预警信号。因此，AD除神经生物学预测因素外，神经精神状况也是重要因素，它对弄清阿尔茨海默病性痴呆或其他类型痴呆的前驱阶段症状至关重要。

AD与教育的关系如何？

研究提示，文盲和受教育程度低是老年期痴呆尤其是AD的危险因素，此类人群患痴呆尤其是AD的危险性增高，文盲患AD的概率是受过中学以上教育者的2~3倍，文盲可使AD发病提前5~10年，而受过一定程度的教育可使AD的发生推迟5~10年。而且，从事的工作越复杂，患AD的概率越小，这也与这些人受教育水平偏高有关。研究表明，AD的病变程度与大脑皮质突触脱失数量有关，教育缺乏导致脑贮备不足，神经突触数量较少，而早期的文化教育可能通过增强大脑储备而延缓AD的临床症状的发生。

AD与饮食的关系如何？

至今为止，饮食是否与AD的发病相关尚无定论。全球各地的饮食习惯不一，AD的发病率差异却并不大，也说明了饮食与AD的发生可能关系不大。但也有人认为某些食物与AD可能有关，列举如下。

（1）含铝高的食物：铝对人体的毒害是多方面的，但是铝与痴呆间的关系并未得到证实，到目前为止仍存在着争议。世界卫生组织在1989年就正式将铝定为食品污染物并要求严加控制。根据科学测试，每人每日允许摄入的铝量为每千克体重1mg。又据测定，我们日常使用铝制餐具可以摄入约4mg的铝，因此在烹饪过程中尽量少使用铝制炊具。

（2）维生素B_{12}和叶酸：众多的研究表明维生素B_{12}和叶酸的缺乏能够导致认知功能的降低，因此人们的饮食习惯是很重要的。在长期饮酒人群中，由于消化道黏膜的损伤和饮酒过程中进食的减少，均会导致维生素和叶酸吸收的减少。缺乏维生素B_{12}可以加速大脑老化进程，从而可引起AD。除动物性食物，如动物肝脏、肉、蛋、奶、鱼、虾含有较多维生素B_{12}外，发酵后的豆制品也可产生大量维生素B_{12}，尤其是臭豆腐含量更高。臭豆腐在制造过程中合成了大量维生素B_{12}，每100g臭豆腐可含维生素B_{12} 10μg左右。吃些臭豆腐，对预防AD有积极作用。叶酸参与蛋白质、核酸的合成，对于AD患者也很重要，在吸收功能正常的人群当中并不会缺乏，但是老年患者进食量减少，肠胃功能退化，食物种类单一均会导致叶酸的缺乏，因此注意补充叶酸，在动物的肝脏、绿色蔬菜当中均含较高的叶酸。

（3）脂类物质：脂类物质能够引起痴呆已经得到了医学界的共识，脂类物质可以通过多种途径造成大脑结构的改变。因此，应注意低脂饮食，减少过多的脂肪摄入。另外有研究表明，DHA和EPA对痴呆有预防作用，鱼油当中含有较多的该类物质，尤其是深海鱼油，可适当多食用鱼类食品。

（4）维生素E：维生素E对于痴呆的预防作用也得到了医学界的共识。因为维生素E具有抗氧化作用，从而对大脑神经元和胶质细胞具有保护作用，防止因为氧化反应而带来的损伤。植物油当中含有较多的维生素E，因此在日常饮食中宜适量摄入植物油。

老年人特殊的饮食习惯和消化道生理结构改变均会导致各种物质的缺乏，因此需要注意饮食结构的合理性和多样性。

AD 与经济的关系如何？

目前，全球的整体经济不断发展，人们的生活质量逐渐提高，人类的平均寿命也逐渐延长，这也带来了老龄化的问题。AD发病率呈现出增长的趋势，日益受到各界关注。据有关统计表明，AD是继癌症、心脏病、脑血管病之后引起老年人死亡的第四大病因，同时该病严重影响老年人的生活质量，给家庭和社会带来沉重的负担。

首先从老年人自身和家庭相关经济问题来看，由于早期的记忆功能下降，带来情绪和精神行为的改变，工作效率下降。早期离开工作岗位，使个人收入减少，导致其生活质量降低。晚期患者由于失语、失用和失认以及由AD带来的并发症，需要家属投入大量的医疗费用以及由此带来的照料费用。

从专业服务部门来看，当前针对患者的主要服务部门包括医疗保险公司和医疗部门。由于AD患者需要长期的治疗和护理，这些治疗不仅包括针对AD本身的改善认知的治疗，而且包括患者长期卧床，机体免疫力降低，各种并发症、医疗支出较多。医疗部门的资源被占用，保险部门需要大量的支出。

从国家社会角度看，除了上面提到的卫生资源的消耗外，还有由于伤残造成患者工作时间减少、工作能力降低，造成的社会经济损失。为了疾病的防治，需要政府投入大量医疗和照料费用。

据有关数据显示，美国每年用于治疗和护理AD老人的花费超过千亿美元。我国目前有500万AD患者，约占世界总病例数的1/4，每年由此带来的经济负担尚无准确统计。

AD 与职业的关系如何？

职业（如接触工业溶剂、铅、杀虫剂、除草剂、油漆、电磁场等）与AD关联性的研究结果多不一致。在诸多环境因素中，电磁场与AD的关系问题是近年来研究的又一热点。尤其是随着移动通信手段的广泛应用，这一问题备受关注，目前有关的流行病学研究报道仍很有限，结果亦相互矛盾。有报道显示，长期从事通信工作的人员中AD的患病率比一般群体高，但也有研究未发现电磁场与AD之间的关联。目前的流行病学研究结果仍不能肯定电磁场是否为AD的危险因素，但提示长期接触电磁场可能影响机体的内环境，激活免疫细胞，导致神经元变性。某些工业有机溶剂如甲醇、苯类溶剂可导致神经元形态学改变，可能是AD的潜在危险因素之一。复杂工作及职业所要求的智能和认知能力增加了脑的认知储备，对AD具有保护作用。低技能职业、无业可能是AD的危险因素，但也有人认为低技能职业并未增加AD的患病风险，AD与特定职业无关，因此，职业与AD的关系尚需进一步研究。

哪种性格容易发生AD？

抑郁情绪是AD的常见症状之一，尤其会以AD的首发症状出现，而抑郁症患者也有记忆力和认知功能减退的临床表现，因此，抑郁症与AD的关系问题备受关注。有调查发现，在AD症状出现前10年或更早，有过抑郁症治疗史的人群，其AD患病危险性增高。对20~60岁人群的调查结果显示，在控制年龄、性别、收入及受教育水平后，对照组在中年期的所有活动均较AD组明显活跃，中年期平均活动量AD组低于对照组，AD患者在中年期的智力活动时间明显减少，其多样性及强度降低。活动减少可能是AD的危险因素，或是疾病极早期的亚临床表现，或两者并存。有研究通过对6000余人调查分析发现，睡眠充分、作息规律、经常与人联系交往、坚持体育锻炼对AD有预防作用。运动有助于改善认知功能，因为运动可加强"脑储备"、激活神经元。经常适度的体育锻炼可促进血液循环，改善大脑的营养状况，刺激脑细胞代谢，使大脑功能得以充分发挥，从而改善认知功能，降低患病危险，延缓AD的发生。健康的生活方式对AD有保护作用，如适当的运动、娱乐、社交活动等。户外运动对AD可以减少AD的危险性，并使AD患者的部分认知和行为障碍得到改善，从年轻时就开始多运动，才是预防认知障碍的好方法。另有学者发现，老年人有规律地参加各种娱乐活动有可能降低罹患AD的危险。因此，性格内向、不愿与人交往、不积极参加社会活动、生活不规律的老人比热情开朗、积极向上、热爱运动、有良好生活习惯的老人更容易患 AD。

城市居民和农村居民的AD患者有何不同？

在我国由于特殊的历史原因导致农村和城市无论在经济、文化、教育等方面都存在着很大的差异，随着改革开放的不断深入，城乡在各方面的差距逐渐缩小。然而对于20世纪二三十年代出生的老年人老说，这种差异对他们的生活方式和个体素质存在深刻的影响。虽然这种差异对AD的作用并不明确，但还是提供了许多值得探讨的线索。

农村AD的患病率和城市的差异至今未有一致性的结论，因为这种患病率的研究受到了很多方法学上的限制，如AD的诊断标准、研究者水平不均衡等，导致其研究结果并不具有说服力。一般报道认为二者之间是没有差异的，但是也有报道称农村的AD患病率高于城市或者相反的结果。无论是什么样的结果，我们可以从以下几点分析。首先由于中国农村经济早年较为落后，人民生活水平低，文化氛围和受教育程度均较城市人口差，人均寿命较短。这样农村的AD患病率可能就会比城市低。从另一方面来看，农村老年人的受教育程度明显低于城市老年人，这样导致农村的AD患病率可能高于城市。农村地区医疗水平落后，普通民众对疾病的认识和重视程度不同。另外加上经济原因，在农村地区痴呆的诊断率并不高。多数人认为老年人的记忆力下降是正常衰老的结果，不会积极地寻求诊治。鉴于城市和农村的患病率差异受到多种因素的干扰，因此并没有一个明确的差异依据。

AD患者能活多久？

由于AD一旦发病，病情便不断进展恶化，而目前尚无根治该病的方法，因此，AD患者能活多久，是许多患者及其家属所关心的问题。一般认为，AD患者发病后，将随着病情进展经历早、中、晚期3个阶段。

在早期，患者主要表现为记忆力的下降，尤其是新近事物记忆的障碍。比如，患者常常感觉读书看报后记住的内容减少，记不住新面孔，忘记近期的约会，患者常常记不清东西放在哪里，即使是刚刚亲手整理的东西；有的患者还因为忘记正在做的事情而发生事故，如煮饭、关煤气等。在这个阶段，由于记忆力的下降，患者的社会功能随之减退，但此时患者仍保持基本的生活技能，其独立生活的能力相对完整，因此早期患者因为AD而死亡的并不多，此阶段大约持续3年。

到了中期，随着病情进展，患者记忆力进一步下降，表现为前事后忘，并记不住自己或亲人的名字，认不出身边的亲人，也记不住自己家的地址，因此常常迷路。患者逐渐丧失基本的生活技能，如洗脸、洗澡、穿衣、上厕所等，并且出现明显的性格改变，出现一系列严重的精神病症状，如猜疑、妄想、幻觉、攻击行为等，此时患者已基本无法独立生活，一部分患者由于各种意外及肺炎、压疮等并发症而死亡，此阶段大约持续2年。

晚期，由于大脑功能的严重衰退，患者各种行为发生退化，终日卧床，语言能力丧失，大小便失禁，甚至进食亦困难，一系列并发症如肺炎、尿路感染、压疮、营养不良等随之而来，加之老年人对各种疾病的抵抗力差，因此大部分患者进入晚期后在1~2年内死于各种并发症。

综上，根据AD病程进展的特点，患者在确诊AD后至死亡的病程为3~7年，但是，对于患者及家属来说还有个诊断时间的问题，由于受目前AD诊断手段及患者及家属疾病意识的限制，许多患者确诊AD时，已经进入了疾病中期，甚至晚期。因此，回答AD患者能活多久这个问题，也许还得根据具体情况而定。随着人们对早期AD识别能力及护理水平的提高，部分AD患者的病程已可以达到10年以上。

AD能预防吗？

与其他大多数疾病一样，AD的发病受遗传及环境因素的影响。有不足5%的AD是呈现家族聚集性的，其发病被认为主要是特定基因的变异引起，在目前的科技及经济发展水平下对其预防尚有较大难度。然而，有95%的AD是散发性的。近二三十年来人们陆续发现了一些在散发性病例中起一定作用的基因，但是，到目前为止，还没有一个基因被认为在这些患者中起决定性的作用，也就是说，至少从目前了解来看，环境因素对绝大多数AD

患者的发病起着重要的作用，而许多环境因素是可以人为控制的，因此，通过改变相关的行为习惯而预防或推迟 AD 的发生是可行及有意义的。

AD 最大的危险因素是年龄，总的来说，其发病率是随年龄增长明显上升的。延缓衰老，尤其是延缓脑老化，是预防 AD 发生的有效措施。首先，防治一些与脑老化关系密切的疾病如高血压、糖尿病、脑动脉硬化、高脂血症等对于预防 AD 的发生有重要作用。在人体器官中，脑是一个相当脆弱的器官，当患上述疾病时，脑部的血液供应、营养利用及对损伤的自我修复等功能都深受影响，从而加快了脑老化的过程，因此，采取各种措施对高血压、糖尿病等疾病预防、治疗或者控制是防止 AD 的有效手段。其次，在饮食习惯上，应该合理膳食，提倡控制总热量摄入及低糖、低脂饮食，这不仅可以预防与 AD 相关疾病的发生，还对延缓脑老化有直接作用。在许多动物实验中已经证实，限制能量的摄入可以延缓细胞的衰老并明显延长动物的寿命。此外，维生素 E 被认为是一种有效的抗氧化剂，研究证实，长期给予一定剂量的维生素 E 能降低 AD 的发生率，因此增多摄入含有较多抗氧化物质成分的食物，如胡萝卜、木瓜、番茄、菠菜等亦对预防 AD 有意义。值得一提的是，目前市场上针对老年人的保健品层出不穷，大部分号称具有清除自由基、抗衰老功能，并且价格不菲，但是，许多保健品并没有经过严格的长期对照研究，因此，使用这些保健品必须慎重，以免浪费钱财。除了饮食习惯外，中老年人在生活中还应注意勤用脑、坚持适当的体育锻炼并且保持良好的心情。国外研究调查发现，受教育程度高的人更不易得 AD，早期的教育使其拥有更多的"脑储备"，到了晚年，便使其对脑功能的下降有更高的耐受性。而现代的神经生物学研究证实，神经细胞具有"可塑性"，就是指神经细胞具有根据功能活动而改变其结构及功能的能力，因此可以说人脑是一个"用则进、废则退"的器官。

总之，由于 AD 的病因未明，目前尚无可靠、高效的预防手段，但是，从延缓衰老的角度，合理膳食、科学用脑、舒缓情志对预防 AD 无疑是有帮助的。

AD 患者的权益如何保护？

AD 患者的权益保护问题常常体现在遗产继承案中。

AD患者由于记忆力及判断力的下降，在其发病期间所立的遗嘱往往可能无法反映其本意，对遗嘱有效性进行鉴定或者帮助患者立遗嘱对保护AD患者的权益意义重大。

判定AD患者遗嘱是否有效，首先应当查明的是，患者在立遗嘱时，是否能够正确了解自己行为的性质；其次，还应弄清患者当时是否知道自己行为的后果；此外，由于脑功能衰退及精神症状的影响，AD患者可能存在受暗示性的增高，容易被别有用心的人利用，立下违背其本意的遗嘱或合同，导致其权益受到侵害，这样的情况下，遗嘱或合同应为无效。由于AD是一种缓慢起病的疾病，早期症状容易被忽视，实际上，以追溯的方法判定其在立遗嘱时的精神状态实属不易，这亦是在其他精神疾病的司法鉴定活动中常常遇见的难题，因此，若能在发现疾病的早期便采取一系列的措施以防止无效遗嘱或合同的出现，这对于保护AD患者的权益无疑更有意义。我国《民法通则》第13条规定："不能辨认自己行为的精神患者是无民事行为能力的人，由其法定代理人代理民事活动。不能完全辨认自己行为的精神患者是限制民事行为能力人，可以进行与他的精神健康状况相适应的民事活动；其他民事活动由他的代理人代理，或征得他的法定代理人的同意。"将于2021年1月1日实施的《中华人民共和国民法典》（简称《民法典》）进一步完善、更新了相关内容。《民法典》第二十一条规定：不能辨认自己行为的成年人为无民事行为能力人，由其法定代理人代理实施民事法律行为。第二十二条规定：不能完全辨认自己行为的成年人为限制民事行为能力人，实施民事法律行为由其法定代理人代理或者经其法定代理人同意、追认；但是，可以独立实施纯获利益的民事法律行为或者与其智力、精神健康状况相适应的民事法律行为。《民法通则》第17条还规定，无民事行为能力或限制民事行为能力的精神患者，可以由其配偶、父母、成年子女、其他近亲属或是通过患者所在单位或组织所同意的关系密切的其他亲属、朋友担任其监护人。《民法典》第二十八条进一步完善、更新了这条内容：无民事行为能力或者限制民事行为能力的成年人，由下列有监护能力的人按顺序担任监护人：①配偶；②父母、子女；③其他近亲属；④其他愿意担任监护人的个人或者组织，但是须经被监护人住所地的居民委员会、村民委员会或者民政部门同意。值得一提的是，与其他许多精神疾病一样，AD患者常常对自己的疾病没有自知力，患者可能并不了解自己的病情，因此也就对自己的行为能力不能做出正确的判断。《民法通则》第19条规定："精神患者的利害关系人，可以向法院申请宣告精神患者为无民事行为能力的人或者限制民事行为能力的人。"《民法典》进一步完善、更新了这条内容。《民法典》第二十四条规定：不能辨认或者不能完全辨认自己行为的成年人，其利害关系人或者有关组织，可以向人民法院申请认定该成年人为无民事行为能力人或者限制民事行为能力人。被人民法院认定为无民事行为能力人或者限制民事行为能力人的，经本人、利害关系人或者有关组织申请，人民法院可以根据其智力、精神健康恢复的状况，认定该成年人恢复为限制民事行为能力人或者完全民事行为能力人。本条规定的有关组织包括：居民委员会、村民委员会、学校、医疗机构、妇女联合会、残疾人联合会、依法设立的老年人组织、民政部门等。

然而任何法律法规都不是完美的，为了更好地保护AD患者的权益，老年人家属应该提高对早期疾病的识别能力，对于出现记忆力下降的老人，应该及时到专科就诊，并密切关注病情的变化，一旦确诊为AD，患者及家属应该认识到这是一种目前尚无法根治、不断恶化的疾病，在未来的数年中，患者的认知功能将不可避免地一步步退化，家属及患者应尽量争取在这之前做好各个方面的准备，只有这样，才能有效地维护AD患者的权益。

AD患者犯了罪怎么办？

犯罪行为的发生率一般随着年龄的增长而降低，然而，由于人口的老年化，老年人犯罪的案例越来越多，并且有研究提示，精神疾病是导致老年人犯罪的一个重要原因。世界上多数国家包括我国均有针对精神病患者犯罪问题的法律规定。AD患者由于大脑的广泛病变，除了基本的症状记忆障碍之外，常常伴有一系列的精神病性症状，如被害妄想，与其他精神患者一样，AD的患者由于疾病的影响，失去现实检验能力，并不知道自己行为的性质及影响。因此，在这种情况下产生犯罪行为，对AD患者刑事责任的追究，应参照我国对于精神患者犯罪所制定的法律法规。

AD患者常见的症状是记忆的损害，早期是对新近事物的记忆障碍，后期逐渐发展为远期记忆亦受损。比如，许多老人忘记了银行账号的密码，便认为是儿女要侵占他的财产而将密码修改；还有的老人曾经将钱财收藏于某处，可是随着病情进展，最后却忘记了将钱财放在什么地方，于是四处寻找未果，渐渐便产生是邻居偷窃了其钱财的想法，并且对此深信不疑；有的进一步认为别人要加害于他，产生被害妄想。一些患者在情绪失控的情况下便容易产生冲动行为，导致刑事犯罪的发生。另外，一部分AD患者亦存在性犯罪的现象，这可能是由于患者大脑皮质广泛性的萎缩，对皮质下结构的控制减弱，导致本能欲望的释放所致。

我国《刑法》第18条规定："精神患者在不能辨认或者不能控制自己行为的时候造成危害结果，经法定程序确认的，可不负刑事责任，但是应当责令其家属或者监护人严加看管和医疗，必要的时候可以由政府强制医疗。"AD患者可以表现一系列类似精神分裂症、躁狂抑郁症的症状，如果犯罪行为与其精神症状直接相关，评定为无责任能力，程度较轻可以评定为有（部分）责任能力。因此，对于AD患者犯罪是否负刑事责任，应对其作案时的精神状态进行鉴定，并判定其行为是否由于病理性的精神状态所导致。

多长时间，全球就有一位AD患者产生？

在中国，目前约有1000万AD患者，预计到2050年，中国的AD患者将超过4000万人，比加拿大的总人口还要多。

但在中国，AD却有"三个低"——认知程度低、就诊率低、接受治疗的比例更低，AD患者也常常被社会遗忘、忽视、误解。

"阿尔茨海默病其实是可以预防的，通过预防高血压、腹型肥胖、听力下降、糖尿病等疾病，并多进行有氧运动等措施，可以减少1/3的痴呆患者发病。"中国老年保健协会阿尔茨海默病分会副主任委员兼秘书长、北京大学第一医院神经内科主任医师孙永安说，很多人由于不知道、不了解，耽误了早诊早治的时机。

此外，阿尔茨海默病常常被叫成老年痴呆，由于名称带来的病耻感也让不少患者和家属排斥就医，不愿谈起阿尔茨海默病。

孙永安介绍说，"9月是世界阿尔茨海默病月，今年世界阿尔茨海默病月的主题为'从容面对，不再回避'，希望社会能够摒弃以往对阿尔茨海默病消极、悲观的观念，积极地关注患者的感受、需求，认可患者自主的决定和想法。"

面对老龄人口的快速增长，为什么家庭照护将不堪重负？

"在众多疾病当中，阿尔茨海默病的危害被长期低估了，它除了会'偷走'人的记忆以外，还会使患者出现运动障碍，生活自理能力逐渐下降，严重的患者还会出现行为异常，需要有专人24小时的照料。"

数据显示，截至2018年，中国60岁以上的老龄人口已占全国总人口的17.9%，而未来，65岁及以上人口将成为增长最快的年龄组。65岁以后也是AD的发病高峰期，快速增长的老龄人口和沉重的照护负担，是当下社会不得不面对的紧迫问题。

目前，中国还是以家庭式养老为主，《国际阿尔茨海默病协会报告》中指出：以家庭为主的养老模式在一定程度上掩盖了国内阿尔茨海默病的严重性，而家庭照护者疲于24小时不间断看护，身心长期承受巨大压力，社会支持资源短缺，标准化、规范化的临床诊疗和人性化的照护康复需求远远未被满足。

ADC联合人民日报社《健康时报》共同发起调研项目，一方面希望填补我国在阿尔茨海默病患者家庭状况研究领域的空白，真实了解阿尔茨海默病患者及家庭的生存现状；同时，将根据调研的数据，形成《阿尔茨海默病患者家庭生存状况白皮书》并发布，呼吁社会关注阿尔茨海默病，关注这个疾病带来的家庭负担、社会负担。

病 因 篇

◆ 老年痴呆的病因有哪些?

◆ AD会遗传吗?

◆ 基因在AD发病中有何作用?

◆ 为什么说2型糖尿病是AD的独立危险因素?

◆ AD与哪些神经解剖的部位有关?

◆ ……

老年痴呆的病因有哪些?

痴呆是常见于老年人的疾病,病因复杂,我们常按发病部位不同分为下面两大类。

第一大类是中枢神经系统疾病或病变,主要包括:①中枢神经系统变性疾病,其中最为常见的是阿尔茨海默病,俗称AD,其他神经变性疾病引起的痴呆依据病理改变不同还可分为路易体痴呆、额颞叶痴呆、帕金森病伴发痴呆、亨廷顿病伴发痴呆、进行性核上麻痹伴发痴呆、肌萎缩性侧索硬化伴发痴呆、脊髓小脑变性伴发痴呆、橄榄脑桥小脑变性伴发痴呆和肝豆状核变性伴发痴呆等。②脑血管病引起的痴呆也比较常见,引起痴呆的脑血管病包括:脑梗死,如大面积的脑梗死和关键部位(稍有损害就明显影响认知功能,甚至导致痴呆的部位,如丘脑、海马、角回和额叶底面等)的脑梗死、多发性梗死、腔隙状态和皮质细小梗死和宾斯旺格病等。除明确由脑血管病引起的血管性痴呆以外,脑血管病对其他类型痴呆的发病也有一定的促发作用,其他类型痴呆的病理改变中也常见不同程度的脑血管病损害,而脑血管病危险因素如高血压、糖尿病和高胆固醇血症均会使阿尔茨海默病的发病率增高。③颅内占位性病变,如肿瘤、硬膜下血肿和脑脓肿等明显压迫脑组织后会产生痴呆的表现。④颅内感染,如艾滋病伴发的痴呆、神经梅毒感染引起的麻痹性痴呆、脑膜炎、病毒性脑炎,以及相对比较罕见的克-雅病。

第二大类是躯体疾病或全身性疾病引起的痴呆,常见的如:①代谢性和营养物质缺乏引起的痴呆,包括尿毒症,肝性脑病,维生素B_1、维生素B_{12}、叶酸缺乏伴发的痴呆。②内分泌疾病引起的痴呆,包括甲状腺疾病(如甲状腺功能减退)、甲状旁腺疾病、垂体疾病、肾上腺疾病、低血糖等。③物质中毒引起的痴呆,包括慢性酒精依赖、重金属中毒、有机溶剂中毒、长期成瘾物质滥用引起的痴呆等。④缺氧性疾病引起的痴呆,如严重贫血、充血性心力衰竭、肺性脑病、一氧化碳中毒后所致的痴呆等。

由此可见,多种疾病均可导致痴呆,除上述病变以外,其他如脑外伤、正常压力性脑积水等疾病均会引起痴呆。部分痴呆如维生素B_1、B_{12}缺乏和正常压力脑积水所致者如发现及时,是完全可以治疗的,痴呆的表现也常是可逆的。

AD 会遗传吗？

AD根据发病年龄分为早发型AD和晚发型AD。目前研究显示AD可能存在不同的病因，对AD患者的一级亲属进行同病率调查时发现，AD有明显的家族聚集性，AD阳性家族史是AD危险因素，这就提示遗传因素在AD的病因中起重要作用。目前已发现3个与AD相关的致病基因，分别为Aβ前体蛋白（APP）基因、早老素–1（PS–1）基因和早老素–2（PS–2）基因，及易感基因载脂蛋白E4（ApoE4）基因。其中，Aβ前体蛋白（APP）基因、早老素–1（PS–1）基因和早老素–2（PS–2）基因在早发型AD中较常见，而易感基因载脂蛋白E4（ApoE4）基因在晚发型AD中较常见。APP基因位于21号染色体上的β–APP基因发生突变，是引起家族性早发型AD的原因。PS–1基因和PS–2基因所编码的蛋白质在γ–分泌酶从APP上裂解Aβ肽的过程中起着关键作用。基因突变可导致蛋白水解功能的丧失，引起脑组织内产生过多的Aβ，使之聚集形成老年斑。有研究显示，PS–1基因突变的早发型AD患者脑组织内Aβ含量明显增多，产生Aβ42的量增加2~3倍，推测可能是PS–1基因突变细胞在一定条件下引起Aβ42的生成过多，导致AD发生。突变的PS–2基因表达产物具有影响水解酶的作用，可减慢APP的水解，而使Aβ聚集增多发生沉淀。

1993年首次报道ApoE4是晚发型AD的一个危险因素。国外学者发现，携带ApoE4基因纯合子的欧洲人患AD的风险是不携带ApoE4基因欧洲人的3~4倍，且其发病年龄比普通人群早10~15年。此外还发现ApoE4参与AD形成的病理过程，是AD的危险因素之一。

基因在AD发病中有何作用？

目前研究表明，至少有4种基因的突变或多型性与AD发病相关。AD相关基因包括：第21号染色体21q11.2~21q21区域的β–淀粉样前体蛋白（APP）基因，第14号染色体14q24.3区域的早老素–1（PS–1）基因，第1号染色体

1q31~42区域的早老素–2（PS–2）基因和第19号染色体19q13~13.2区域的载脂蛋白E（ApoE）基因。APP、PS–1和PS–2基因与早发型家族性AD有关；ApoE基因与迟发型家族性AD关系较为密切，与散发性AD亦有一定关系。

APP基因是第一个在早发型家族性阿尔茨海默病家系中被发现的，定位于21号染色体长臂，190kb，含19个外显子。在几个早发型AD家系中发现APP基因第16、17外显子中存在突变，这些突变仅出现在AD患者中，健康人中没有，因此认为APP基因突变是AD的主要致病基因。

PS–1和PS–2分别为发生错义突变的S182基因和发生点突变的STM2基因，二者有很大的同源性。点突变影响了早老素使染色体同膜联结起来的能力，也影响了早老素在有丝分裂期的适当时间释放染色体的能力，这将引起染色体的错误分离和随之而来的异常，从而导致不适当的细胞凋亡。

载脂蛋白E在AD患者脑中老年斑和神经元纤维缠结的形成中起着重要作用。常见的对AD有影响的有3种等位基因 ε2、ε3、ε4，分别编码3种ApoE蛋白ApoE2、ApoE3、ApoE4。其中，ε4同AD有密切关系，随着 ε4 拷贝数的增加，AD发病率亦升高，同时 ε4 与患病年龄有关，在无 ε4 的人群中AD平均患病年龄为84岁，而含1个等位基因的为75岁，含2个等位基因的则为68岁。ApoE4可促进 β–淀粉样蛋白聚集并沉积形成老年斑团块，促进异常高度磷酸化的微管相关蛋白tau自发聚集形成双螺旋丝，促进AD的发病。ApoE3具有保护作用，可抑制老年斑和神经元纤维缠结的形成。

至今为止，关于AD基因多态性的研究虽然很多，但尚有分歧。这可能因为很多基因有种族差异，对黄种人和白种人的研究有时会得出相反的结论。作为多基因遗传病的AD，基因多态性的研究不可缺少，今后还需在基因多态性方面做出更多研究和探索。

为什么说2型糖尿病是AD的独立危险因素？

在2020年11月14日第14个"联合国糖尿病日"来临之际，有专家指出：2型糖尿病是AD的独立危险因素。流行病学调查显示，2型糖尿病患者发生AD的风险是非糖尿病患者的1.4~4.3倍。Roberts等对1450例认知功能正常的老年人群随访4年，以确定轻度认知损害（MCI）的危险因素，结果发现2型糖尿病能增加MCI的发生风险，显著增加男性患者遗忘型MCI（aMCI）和多领域遗忘型MCI（MD aMCI）的发生率。

来自美国纽约州立大学上州医科大学和美国罗切斯特大学医学院的分析结果显示，糖尿病患者患AD的风险会增加54%，如果结合所有危险因素（包括肥胖、糖尿病、葡萄糖或胰岛素水平异常），那么患AD的风险将增加63%。还有美国学者证实，胰岛素和胰岛素样生长因子–1(IGF–1)、胰岛素样生长因子–2（IGF–2）及其受体在AD患者中枢神经系统中的表达显著降低，而且降低幅度与AD的进展程度有关。这样的结果把AD与胰岛素明确联系在了一起。

糖尿病是以高血糖为特征的一种代谢性疾病，机体长期处于高血糖状态会影响相关组织与器官的正常运作，包括神经的慢性损害。由于这些组织和器官都被迫在高血糖状态下运作，久而久之自然会出现功能损害、障碍，甚至衰竭。糖尿病患者若长期处于高血糖水平，会导致脑组织的葡萄糖水平也同时升高，引起脑部神经的损伤。有研究显示，脑组织内葡萄糖浓度的增加可能引起脑部糖代谢异常，从而导致大脑灰质中的β–淀粉样蛋白(Aβ)沉积、神经元纤维缠结、老年斑的积累。最终不仅影响大脑功能，还会导致神经元丢失和记忆丧失，而这些都是AD的典型病理变化。《中国2型糖尿病防治指南(2017年版)》也指出，老年糖尿病患者易出现包括痴呆、抑郁症等在内的老年综合征。

近年研究还发现，胰岛素信号传导障碍可引发神经元损伤，胰岛素可调节β–淀粉样蛋白前体代谢，具有神经保护作用，而胰岛素受体增敏剂可以改善认知、学习功能。因此，糖尿病脑病和散发性AD在很多方面存在共性，在行为学、海马的形态和生化改变方面并无实质性区别。

近年来，越来越多的学者认为AD具有糖尿病的特点，包括胰岛素水平下降和胰岛素抵抗。此外，有研究发现，通过补充胰岛素，可以改善AD患者的认知功能，因此也有学者建议把AD称作"3型糖尿病"。

AD与哪些神经解剖的部位有关？

AD患者的病变部位是大脑皮质，主要是脑皮质弥漫性萎缩，沟回增宽，脑室扩大。患者的尸检显示，大脑皮质的额叶与颞叶出现大量细胞死亡脱失或空泡变性，并且出现神经元纤维（一种纤维状病理物质）缠结和神经炎斑（又称老年斑）。每位AD患者受损脑皮质的具体部位不一样，受损的顺序也有所不同，因此其临床表现也有一定差异。位于大脑半球内侧的一圈狭长带状皮质即边缘皮质，与AD密切相关，边缘皮质与皮质下边缘结构组成了边缘系统，包括扣带回、海马、下丘脑、杏仁核等结构。研究结果发现，AD早期或临床前期时，海马的萎缩早于大脑皮质出现，并且海马的萎缩程度与痴呆程度有相关性，其他边缘区的结构如杏仁核、纹状体也有神经细胞变性与坏死。因此，AD的重要神经结构变化除了大脑皮质外，还包括海马、杏仁核等边缘系统的结构。

需要注意的是，步入老年后，随着年龄的增长，老年人大脑或多或少都会出现神经细胞脱失变性、神经元纤维缠结与老年斑形成。老年人做脑影像学（如头颅核磁共振或CT）检查时，往往显示有脑萎缩，但脑萎缩并不一定就是患有AD。

AD与躯体疾病有关吗？

我们知道，血管性痴呆是由于脑梗死等脑血管病变引起的，与高血压、糖尿病及心脏病等常见的老年躯体疾病往往密切相关。而AD则不同于血管性痴呆，其发病原因通常与躯体疾病无直接关联。单纯的AD患者多数情况下并不伴随躯体疾病。但有些情况下，临床上可见到老人在患过躯体疾病如肺炎、骨折后出现记忆明显减退，在送往医院检查后被诊断为AD。但这并不是说AD是由于躯体疾病引起的，而是在老人躯体疾病发生前，老年人记忆已有减退但未被察觉。也就是说，由于AD往往潜隐起病，家属或照料者不易觉察老人的记忆或智能有了变化，当躯体疾病发生后，AD的症状往往会出现明显加重的表现，这时才被察觉出来。

因此，我们说AD并不是因为躯体疾病所引起，但躯体疾病可导致老人的大脑功能进一步恶化而加重AD的症状。同时，AD也使得老人自我照料能力减退、免疫力与抵抗力下降而更易患躯体疾病。

AD 与感染、外伤有无关系？

AD 与感染的关系尚无定论。有研究发现，有些病毒感染性疾病对大脑形态学上的影响类似于 AD 的表现，如出现类似神经元纤维缠结和老年斑。临床上某些慢性发作的感染也表现出痴呆症状，如朊蛋白。因此有人推测 AD 的发生可能与病毒感染有关。但中枢神经系统常见的急性感染所致的痴呆（如脑炎等）的临床表现、病理解剖均与 AD 不同。因此，要确定某些病毒与 AD 的关系，还有很多问题需要进一步阐明。AD 与脑外伤的关系则相对更明朗些。多数研究证实，头部外伤是 AD 的发病危险因素。反复有脑外伤的患者，AD 患病率明显高于无脑外伤者，需诊治的头部外伤发生 AD 的相对危险度是对照组的 3 倍。病理尸检发现，脑外伤患者的脑组织中有许多神经元纤维缠结，而后者是 AD 的病理表现之一。甚至有专家认为，有 5%~10% 的 AD 可以归因于头部外伤。

AD 与哪些生物化学递质有关？

人体神经细胞与神经纤维众多，它们组成了一个庞大的神经网络。这些网络彼此之间有着密切的联系。神经细胞与纤维之间每分每秒都彼此传递着信息，以维持人体的正常功能。这些信息在神经细胞与神经纤维之间靠什么传递呢？很大程度上就是靠生物化学递质，在神经系统中也称为神经递质。神经递质在神经元内合成，并被包裹在小泡中，在受到刺激时，小泡将神经递质释放到两个相互靠近的神经细胞或神经纤维的空隙中，再从空隙中到达另一个神经元或神经纤维的受体上，影响所到达的神经细胞的活动或感受性，这就是神经化学递质的信息传递作用过程。神经化学递质分很多种，与 AD 相关的主要有以下几种。

（1）乙酰胆碱：与乙酰胆碱传递相关的神经元系统称为乙酰胆碱能系统。研究发现，AD 患者脑中合成乙酰胆碱的酶（乙酰胆碱转移酶）减少，从而使与认知功能密切相关的大脑皮质与海马中的乙酰胆碱也减少。目前，在临床治疗 AD 的药物中，被认可有肯定作用的一类药物就是乙酰胆碱酯酶抑制剂，其原理就是通过抑制乙酰胆碱酯酶，减少乙酰胆碱的代谢，从而使大脑内乙酰胆碱含量增加而达到治疗 AD 的目的。

（2）谷氨酸：在人脑中谷氨酸是主要的兴奋性神经递质，AD 患者大脑中谷氨酸过多，过分激活中枢神经系统中的 N- 甲基 -D- 天冬氨酸受体，干扰了正常的认知与记忆，因此谷氨酸被认为与 AD 相关。

（3）多巴胺、去甲肾上腺素和 5- 羟色胺等单胺类物质：研究发现，AD 患者的多巴胺、去甲肾上腺素和 5- 羟色胺等神经递质的相关神经元有脱失或功能不良。多数学者认为，这些单胺类化学递质的异常与 AD 患者伴发的精神行为症状有关。

药物会引起 AD 吗？

有些药物会引起人反应较迟钝、注意力不集中或认知功能减退等临床表现。因此，人们怀疑这些药物会引起 AD。然而，客观地说，目前的临床用药并没有任何一种药物能肯定引起 AD，AD 的病因也没有"长期服药引起"的说法。通常过度镇静、反应迟钝、注意力不集中等是药物的不良反应，停止服药后，这些不良反应也就随之消失了，并没有永久造成大脑的损害，也并没有造成脑萎缩、神经细胞脱失或 AD 的其他特征性病理改变。

哪些药物可能影响人脑的认知？

影响人脑认知的药物包括如下几类。

（1）抗精神病药：尤其是老一代的抗精神病药如氯丙嗪、氟哌啶醇等，有过度镇静、反应变迟钝甚至引起定向定位能力降低等不良反应。

（2）地西泮（安定）类药：这类药在起镇静催眠作用的同时会引起人反应略迟钝、注意力不集中，还可能导致记忆力下降。

（3）抗胆碱药：如苯海索（安坦）或其他抗震颤麻痹药。用药时间过长或过量时，因其抑制乙酰胆碱从而会引起定向力减退、记忆下降甚至神志不清。

（4）西咪替丁等抗组胺药物：使用过量可引起昏睡或谵妄、认知下降等不良反应。

（5）茶碱类：用于解痉镇咳，可引起记忆障碍。

（6）其他：如抗癫痫药、洋地黄类药、降糖药，在过量或过长时间服用时也会影响大脑的认知功能。

AD与体内微量元素含量的关系如何？

国内外研究探讨了体内各种微量元素与AD发病的关系，最先被关注的微量元素是铝。有学者提出"铝中毒学说"，认为铝可以破坏血-脑屏障及改变脑细胞的活性，是一种神经毒素。流行病学研究显示，在水中含大量铝的地区，其居民患AD的可能性增高。其他研究发现，AD患者的某些脑区的铝浓度可达正常人脑的10~30倍，并且铝参与老年斑与神经元纤维缠结的形成。但日常生活中所用铝制品容器与AD关系的研究结果并未发现两者有相关性，且多数学者认为高浓度铝在脑中堆积是AD患者大脑大量细胞死亡的结果，而不是AD发生的原因。同样，硅在AD患者脑中含量也较正常老人高，也被认为是脑细胞死亡的结果。

铜是维持人体正常生理功能所必需的微量元素，对脑组织发育具有重要作用。但如果人体内蓄积过多的铜会造成细胞不可逆损伤，产生神经毒性作用，有人推测这可能是形成AD的神经元退行性变因素之一。还有研究结果提示，铁、锌和铜的含量水平及它们之间的比例关系对智能有重要影响。上述所有论点均非定论，尚有待进一步研究证实。

年龄与AD有什么关系？

世界各国的流行病学调查结果均显示，AD的患病率随年龄增加而增加，也就是说，无论男女，无论地区，年龄越大，患病率越高。调查结果显示，老年人年龄每增加5岁，AD的患病率将增加0.8~1倍。60~64岁老人的患病率为1%，而85~89岁老年人的患病率则达到了30%。

由于AD是大脑退行性病变疾病，它与年龄的关系可以理解。随着年龄的增长，大脑如同人体的其他器官一样，老化萎缩的程度逐渐加重，最终出现大脑认知功能异常，导致了AD。

AD 有无性别差异？

研究结果显示，女性患 AD 的危险性高于男性，患 AD 的女性为男性的 2~3 倍。这种性别差异的原因有人认为是由于妇女寿命较长引起，还有人推测与女性体内激素水平在停经后剧烈变化有关。

AD 患病率存在性别差异，不仅在于妇女寿命更长，男女受教育水平也有不同，且女性抑郁情绪的发生高于男性。因此，AD 患病的性别差异需要考虑到多种混杂因素的影响。

吸烟和饮酒、饮茶会引起 AD 吗？

吸烟、饮酒与 AD 发生之间的关系尚无定论。有关吸烟与 AD 发生的关系，国内外一直存在争议。早期回顾性调查发现，吸烟对 AD 的发生有一定的预防作用，认为吸烟可降低 AD 患病率。不过这究竟是由于尼古丁对神经系统有保护作用，还是由于吸烟导致其他系统疾病而致寿命降低，进而影响吸烟者 AD 的患病率，还需进一步探讨。国内学者王清华等调查四大城市 AD 人群，分析其吸烟、饮茶、饮酒与 AD 的关系，发现吸烟对 AD 可能具有双重作用，即 50 岁后吸烟人群患 AD 的危险性明显减少；但吸烟同时又是血管事件的危险因素，后者则可增加罹患血管性痴呆的危险性。后来的前瞻性研究发现，吸烟可使 AD 患病率增加，且调查当时仍在吸烟者患 AD 的危险性更高于既往有过吸烟史者。目前认为，在人群总体水平上没有证据显示吸烟对 AD 有预防作用。而饮茶则可通过茶碱和茶多酚扩张脑血管和减少血小板聚集以及抗氧化作用减少血管事件的发生，减少 AD 的发生。关于饮酒，国外研究提示，适量饮酒特别是葡萄酒可降低罹患 AD 的危险性。但大量饮酒会加重脑细胞损害，增加 AD 的危险性，而且酒精中毒本身就可以导致另外一种类型的痴呆，即酒精性痴呆。

长期便秘会导致 AD 吗？

长期便秘是否会导致 AD 还没有定论，但澳大利亚悉尼大学的研究人员对便秘患者的研究表明，长期便秘可能会使人智力下降。专家指出，肠道细菌能将未消化的蛋白质分解为氨、硫化氢、组胺和吲哚等有毒物质，这些有毒物质可随大便及时排出体外。但长期便秘的患者无法及时清除这些有毒物质，就会被不同程度地吸收。当这些有毒物质超过肝脏的解毒能力时，便随血液循环进入大脑，可逐步损害脑细胞和神经中枢，使人智力下降。不少老年人由于食物中的纤维量少，消化能力较差，活动量又小，更容易发生便秘。保持大便通畅，使肠胃清洁，减少粪便毒素的吸收，可延缓衰老。

AD患者的大脑发生了什么变化？

AD患者的大脑发生明显萎缩，脑的体积缩得很小，脑重量很轻。仔细观察，可见大脑表面凹进去的脑沟变得深而宽，凸出来的脑回变得狭小皱缩。把大脑做成组织切片，在显微镜下检查，可见大脑皮质、皮质下结构及基底节内有分布广泛的老年斑和神经元纤维缠结，神经元数量明显减少，而且神经元的突触和分支也明显减少。仔细观察老年斑可以发现它是以淀粉样蛋白为核心，周围由纤维样或颗粒样物质组成的斑片，用特殊的银染色能清楚地显示其结构，大小为50~200μm，中心为较致密的嗜银性物质，周围是嗜银的直径5~10nm的细丝或颗粒。这种老年斑是AD的特征之一，可出现在正常老年人和其他变性病的脑中，但其数量要少得多，多见丁海马、海马回及杏仁核，但在AD患者脑中却大量出现，且分布广泛。另一个特征是神经元纤维的缠结。AD患者神经元细胞质内的神经元纤维增粗、聚集，并卷曲成火炬状或线圈状。这种状况在正常脑中很少见到，但在AD患者脑中有很多。其他还可以见到神经元的颗粒空泡变性、胶质增生、脂质含量增加等变化。

此外，患者的脑电图（EEG）可以表现正常或呈非特异性的弥漫性慢波、α波节律变慢、波幅变低。一般来说，脑电图变化的程度与患者的智能损害程度之间具有相关关系。头颅CT主要显示脑萎缩，即大脑灰质普遍萎缩，表现为两大脑半球脑沟增多、加深，脑裂增宽；颞叶（主要是颞中回）萎缩，表现为颞叶脑沟增多、加深，颞中回变窄，侧脑室扩大；脑白质萎缩，以三脑室和侧脑室体部扩大为主要表现。核磁共振（MRI）所显示的脑萎缩或脑室扩大较CT更清晰。测量整个颞叶或海马、杏仁核等结构的体积对AD的早期诊断具有重要价值。单光子发射断层扫描检查可显示颞顶叶皮质脑血流量减少，以颞顶叶后部更为显著，表现为低灌注或灌注缺损区，左右两侧血流灌注下降的程度可以相似或明显不同。正电子发射断层扫描可以显示颞顶部皮质葡萄糖代谢降低，表现为低代谢区或代谢缺损区。安静时检测的代谢反映了形态损害的程度，活动状态下的代谢率反映的是大脑对功能试验的潜在能力。

患AD后，脑的生化改变有哪些？

AD由于病因不明，缺乏有效的治疗手段而备受全世界医学家的重视。近20年来对其大脑神经生化的改变进行了深入的研究，目的是了解它的发病机制，寻找早期诊断的方法和有效的治疗途径。研究发现，患AD后脑的生化在以下几个方面发生了变化。

（1）中枢胆碱能系统功能失调：大脑中有些神经元释放乙酰胆碱作为神经递质来进行神经细胞间的互相联系，该系统就成为胆碱能系统。此系统在额叶基底部有许多神经元，它们向整个脑皮质投射，但特别集中在颞叶的海马、杏仁核。这是学习和记忆的脑区，也是AD早期受损最严重的区域。同时额叶基底部的胆碱能神经元数量也明显减少，其程度与AD的病情相关联。

（2）非胆碱能系统的功能失调：由于单用胆碱能系统失调不能解释AD的全部症状，进一步尸体解剖发现，大脑的其他神经化学递质也有异常，与AD的认知及行为改变相一致，例如N-甲基-D-天门冬氨酸（NMDA）受体系统、5-羟色胺系统和多巴胺系统等。

（3）神经营养因子障碍：这一类因子有若干种，作用是保护脑神经元免受损害且具有修复作用。但患AD后这些因子的受体随胆碱能神经元的死亡而丧失。

（4）中枢信息传递系统失常：AD患者的中枢信息传递系统也不正常，影响正常神经元的信息传递。

概括来说，AD早期有胆碱能系统的功能障碍，同时与上述系统有密切联系的神经营养因子也受损，失去了营养和修复神经元的作用。随病情的进展和病变的蔓延，其他递质系统和信息传递系统相继受累。病理和神经生化改变的广泛性、复杂性，增加了治疗的难度。因此，AD患者脑神经生化方面的研究仍有许多工作要做。

脑室周围的白质病变与AD的关系怎样？

大脑的结构非常复杂，但就其组成的成分而言，可分为灰质和白质两大类。灰质覆盖在大脑表面，主要由神经元的细胞体组成，在切面上呈浅灰色，因而得名。大脑的白质存在于脑的内部深处，主要由神经纤维束构成，切面呈白色，故称为白质。

尸检结果显示，78%的老年患者患有脑血管疾病。在皮质下缺血性痴呆中占60%左右，多为白质病变比灰质病变更明显。目前，对于缺血性脑白质病变是如何导致认知功能损害的认识尚不充分，白质病变和AD之间的关系尚未完全明了。有研究者提出，脑白质病变导致认知功能不全的可能机制是皮质和皮质连接纤维或额叶与皮质下连接的破坏；另一个可能是白质内神经递质传导通路的影响（如胆碱能系统）。

目前，对于脑白质病变和AD的关系仍没有令人信服的解释。根据以往的经验，脑白质病变的部位和数目比病变的体积与认知功能的关系更为密切，累及额叶丘脑前辐射的病变更易导致AD。

AD是胆碱能系统损伤引起的吗？

大脑细胞间之所以能够相互沟通信息，主要是依靠神经递质来实现，而每一种神经元都有各自的递质。

乙酰胆碱在中枢神经系统中分布广泛。胆碱能受体分毒蕈碱受体（M型）和烟碱样受体（N型）两种，乙酰胆碱与前者关系密切，激活这一受体可引起两种不同的信号系统的活动，从而将其又分为两种亚型，即M1和M2型。海马胆碱能系统的兴奋是学习、记忆和意识的基础，大脑皮质感觉区含M1胆碱受体，是觉醒－睡眠周期活动的密切相关部位。大剂量M胆碱受体拮抗剂东莨菪碱可致人麻醉，抑制大脑皮质和海马M胆碱受体功能，导致意识丧失、近期记忆缺乏；相反，胆碱能激动剂具有增强学习与记忆的功能。

脑内胆碱能系统缺陷在AD中起重要作用。在AD的发病机制中，胆碱能损伤学说是很早就得到公认的学说。胆碱能细胞丧失的严重程度与AD病理改变有关。在AD的病理过程中，基底前脑区的胆碱能神经元丢失，乙酰胆碱酯酶活性和胆碱乙酰转移酶降低，致使乙酰胆碱的运输、合成、摄取、释放下降，学习、记忆能力衰退，被认为是衰老性AD的重要病因。AD患者尸检和脑活检证明，前脑基底核内胆碱能神经元有70%~80%变性以致死亡，突触前乙酰胆碱的合成、乙酰胆碱酯酶和胆碱乙酰转移酶活力下降，突触前M受体减少和胆碱摄取功能下降。AD患者的脑活检中皮质胆碱乙酰转移酶活力下降与老年斑数目有关。

研究发现，AD患者脑内乙酰胆碱明显减少。而且AD患者脑内的乙酰胆碱运转出现异常，其他如去甲肾上腺素、多巴胺等也出现了变化。因此，许多学者认为，脑内乙酰胆碱的变化，很可能是AD的主要特征，不过，乙酰胆碱减少是否是引起本病的始动原因，还是疾病的发展结果，或者是其他可能性，有待进一步研究。

AD与雌激素水平有关吗？

雌激素是维持女性正常生理所必需的内源性活性物质。在中枢神经系统中，它不仅作用于脑内与生殖相关的神经通路，影响其生殖过程，而且还作用于与认知功能相关的神经通路，影响学习和记忆。

雌激素和AD之间有密切关系。流行病学调查发现，65岁以上女性的AD发病率几乎是男性的2~3倍，而老年妇女的生理特点之一就是绝经和雌激素水平低下。有临床试验表明，绝经期后应用性激素替代治疗的妇女，无论口服、注射或其他途径，用药者较未用药者的AD发病危险性均明显降低，且与用药年限及持续时间有关。雌激素水平与老年妇女的认知能力变化有关：AD的主要临床表现是记忆力减退，而在某些绝经后妇女的认知能力检测中证实，其记忆力变化与血清中雌激素水平变化同时发生，AD妇女血浆中雌激素水平较同龄健康妇女低，且卵巢切除手术常伴随一定程度的认知功能损伤。另外，在体外试验中发现，在胆碱能神经细胞、神经母细胞瘤细胞培养基中加入雌激素可以对抗 β-淀粉样蛋白所导致的毒性作用。

雌激素对AD的预防作用是最近十几年才提出的。总结以往研究，雌激素的作用机制主要包括以下几个方面。

（1）雌激素可直接作用于血管内皮，抑制血管收缩内皮因子，刺激血管舒张内皮释放因子，从而增加大脑皮质内血液供应。

（2）研究发现，基底前脑的胆碱能神经元上有神经生长因子受体和雌激素的受体共存，提示雌激素可能通过神经生长因子促进神经突触的生长，并增加神经生长因子及其受体的表达，从而对胆碱能神经元起保护作用。这种作用是通过雌激素核型受体介导的基因组机制起作用的。

（3）雌激素还可通过抑制Aβ引起的神经元凋亡、调节APP代谢、抗氧化、改善脑循环、增加脑组织对葡萄糖的摄取等多种途径发挥神经保护作用。雌激素的作用是通过受体介导的，雌激素受体的分布与AD的病理变化部位高度重合，故其基因的变异可能参与AD的发病。

（4）雌激素和ApoE在AD的发病中关系密切，可能的机制集中于对胆碱合成的调节。众所周知，胆碱是乙酰胆碱的前体，合成胆碱需要膜磷脂作为原料，故乙酰胆碱的合成依赖正常的脂质代谢。雌激素一方面可能通过增加ApoE的合成来发挥其保护认知功能的作用；另一方面，雌激素促进基底前脑乙酰胆碱转移酶，通过上调胆碱能系统而减缓AD的发展。

雌激素的作用机制是错综复杂的，还有待进一步研究。相信随着研究的深入，雌激素对AD的预防和治疗作用机制将得到更好的解释，雌激素替代疗法有希望成为临床预防和治疗神经退行性疾病的手段。当然，这或许还需要一个漫长的研究过程。

β-淀粉样蛋白与AD有什么关系？

β-淀粉样蛋白来源于一种APP蛋白，APP蛋白在分泌酶的作用下经过复杂裂解而产生极少部分的 β-淀粉样蛋白（Aβ）。在正常情况下，Aβ代谢后不蓄积，对神经系统不能造成危害。但在某些高危因素作用下，或者基因的突变，容易蓄积，积累到一定程度就会对大脑内神经元产生毒性作用，形成致密聚合体，聚合成淀粉样斑块，最终引发一系列神经元细胞毒性损伤及神经元纤维变性甚至凋亡。Aβ一直是AD研究的焦点，与Aβ发病有关的3个突变基因是APP基因、早老素-1基因、早老素-2基因，它们都参与了调节Aβ代谢的某些方面，增加了Aβ的聚集性。Aβ聚集为淀粉样斑块，引起神经元细胞毒性损伤及神经元纤维变性。AD患者的神经元突触丢失与Aβ沉积也有一定关系，尤其是大脑皮质和海马部位的突触丢失最明显。大脑皮质及海马的β-淀粉样蛋白在细胞外累积形成老年斑，老年斑又称神经炎斑，直径为5~200μm，是AD患者脑内最显著的标志性病理变化之一，其数量与疾病的严重程度有关。β-淀粉样蛋白是AD患者脑脊液中重要的生物学标记物之一，临床上可通过检测血中及脑脊液中Aβ42的含量来反映病情的轻重，也能通过脑影像学来观察脑中老年斑的形态和数量来反映疾病的状态，适用于早期诊断和疾病进展程度的评估。

tau蛋白与AD有什么关系？

tau蛋白是人体第17号染色体编码的蛋白，广泛存在于生物体内，尤其是神经系统。神经元是神经系统内高度分化的一种细胞结构，每个神经元都是由胞体和许多突起组成。突起又可分为树突和轴突，轴突相当于树干，树突相当于树枝，而轴突内有许多微管微丝样结构，微管在神经元内起支架作用，维持神经元的正常形态，此外，还可作为物质运输的通道。tau蛋白是组成微管的主要成分，具有促进微管组装和维持微管稳定的功能。在AD发病过程中，微管结构发生变化，微管结构的完整性遭到破坏，促使微管蛋白的解离，稳定性受到破坏。而与微管结合的tau蛋白也发生变化，过度磷酸化的tau蛋白全部或部分丧失了其生物学活性，不仅自身与微管蛋白的结合力下降，还与正常微管蛋白竞争性地与微管结合，从而使微管解聚，影响轴浆运输，从而导致始于神经元突起末端的神经元退行性病变，最终导致神经元死亡和AD发生。tau蛋白的过度磷酸化以及异常聚集时，通常还伴有细胞毒性作用及细胞退行性改变。AD患者脑中tau蛋白磷酸化程度是体内多种酶作用平衡的结果，而tau蛋白的磷酸化和去磷酸化之间的平衡是维持微管稳定性的关键因素。AD患者脑内异常磷酸化的tau蛋白与微管结合能力减弱，导致微管系统失去稳态。神经元纤维缠结是AD特征性的病理改变，其缠结的主要成分是过度磷酸化的tau蛋白，tau蛋白的异常过度磷酸化一方面使其容易相互聚集成双股螺旋丝，另一方面促使其与微管分离，从而增加神经元胞质中tau蛋白的浓度，进一步促进双股螺旋丝形成。tau蛋白也是AD患者脑脊液中重要的生物学标记物，tau蛋白升高表示神经细胞的死亡，而过度磷酸化的tau蛋白升高可作为判断疾病预后和疗效的指标。

钙离子与AD有什么关系？

谷氨酸是广泛存在于中枢神经系统中的氨基酸，是组成蛋白质的20种氨基酸之一。谷氨酸对大脑皮质神经细胞有兴奋作用，因此是一种兴奋性神经递质。钙离子的正常浓度是$2.25\sim2.75\mu mol/L$，是维持神经系统正常生理功能所必需的，而谷氨酸的释放依赖钙离子。在成熟的神经系统中，神经元突触前钙离子内流刺激神经递质释放，突触后钙离子内流与学习和记忆密切相关。钙离子进入神经元内使得谷氨酸递质释放至突触间隙，突触后膜的谷氨酸与相应受体结合来发挥生物学效应。若病理状态下，如脑缺血等情况下，谷氨酸递质在突触间隙内堆积，从而过度兴奋突触后膜上的受体而导致神经元死亡。神经元缺血缺氧可以使钙离子内流增多，致胞内游离的钙离子浓度增高，进一步激活下面的信号分子通路，使长时程电位形成受阻，从而使学习能力和记忆力下降。此外，钙离子浓度的持续升高会导致神经元损伤，细胞内离子稳态破坏，引起一系列电活动破坏，如线粒体损伤，细胞凋亡。

另外，钙离子调节紊乱可能通过改变某些细胞死亡相关基因的表达，引起细胞死亡，而钙离子过度内流可能是细胞结构最初损害和最终死亡的原因，它所引起的一系列变化最终导致AD的病理改变。细胞内钙离子稳态的破坏还会影响APP蛋白的水解，使β-淀粉样蛋白生成增多，形成大量老年斑。AD患者脑内还伴有大量自由基形成，其代谢产物会影响细胞内外钙离子平衡，降低海马神经元的活力。大量自由基的产生还能诱导有关钙酶的产生，使得细胞内钙超载，引起神经元损害，导致AD的发生。

AD是自由基过多引起的吗?

AD是一种神经退行性的神经紊乱疾病。自由基是一种高能分子，性质活泼，在机体内主要以活性氧簇为主，如超氧负离子、羟自由基、过氧化氢和一氧化氮等。正常情况下，机体本身可以不断地产生大量自由基，同时也存在一系列的自由基清除机制来不断清除自由基，产生和清除处于动态平衡，不会对机体产生危害。氧化应激是指自由基产生过多或抗氧化物质水平减少而使两者之间的平衡失调所造成的损伤。大量研究表明，自由基诱导的细胞损伤是AD的主要发病机制之一。脑组织是体内氧负荷最大的器官之一，具有高糖代谢和呼吸代谢的特点，高浓度的不饱和脂肪酸组成脑神经元的膜结构，故脑组织对氧化应激特别敏感。大脑细胞由于其细胞膜含有大量的不饱和脂肪酸，对氧自由基的攻击较敏感，因而容易受到氧自由基的损伤，产生大量的脂质过氧化产物，并且受损伤的神经元不能再生。氧化损伤主要表现为脂质过氧化反应和蛋白氧化产物的生成，这些都对神经元有毒性作用，神经元对氧化损伤之所以具有特殊的敏感性，是因为神经元本身依赖氧化磷酸化反应，再加上神经元抗氧化酶能力较弱，故容易受损。氧化磷酸化作用是细胞生命活动的基础，是细胞能量的主要来源。

细胞中氧自由基主要来源于线粒体，而来源于线粒体的氧自由基在细胞的氧化损害中起主要作用。线粒体在氧化应激中扮演很重要的角色，它是活性氧产生的主要场所，是胞内的重要钙库，还有一些线粒体膜蛋白在凋亡过程中具有活化作用。脑功能和代谢损害可导致氧自由基产生过多，自由基和氧化损伤与大脑神经元死亡有关。氧化应激可以通过多种氧化因子介导细胞凋亡，可以通过产生过多的脂质过氧化物而破坏细胞膜和线粒体膜的完整性使细胞氧化呼吸链受阻；通过蛋白质肽链错误折叠，蛋白质交联而使蛋白质变性，合成受阻，形成老年斑和神经元纤维缠结，使线粒体功能异常，细胞代谢异常，同时激活神经凋亡因子而使神经元凋亡。通过使线粒体DNA变异，导致线粒体中电子传输失败并减少ATP生成，还会导致线粒体钙屏障功能受损，增加神经元对兴奋性毒性物质和代谢性伤害的敏感性。上述过程最终可导致记忆力减退和认知功能缺损等一系列AD症候群。

AD是炎症引起的吗？

随着对AD发病机制深入的研究，近年来发现免疫炎症反应也与AD发病有关，通过尸检发现，在AD患者脑内有激活的小胶质细胞和星形胶质细胞及一系列免疫反应产物，如白细胞介素–1、白细胞介素–6和肿瘤坏死因子α等高表达，而正常人无此现象，故局部炎症可能与发病有关。

小胶质细胞是中枢神经系统中最小的一种胶质细胞。生理状态下，小胶质细胞全部处于静息状态，当受到某种刺激后激活，体积变大并具有吞噬功能，同时伴随细胞表面受体上调和炎性因子高表达，导致神经元损伤。研究表明，Aβ沉积使小胶质细胞激活，在成熟的老年斑周围可见大量增生和活化的小胶质细胞，其细胞膜上的受体复合物和沉积的Aβ相互作用，使其活化、增殖，并过量分泌炎性因子，导致炎性损伤。除了一些白介素等炎症因子外，还诱导补体、氧自由基、一氧化氮、前列腺素等生成增加，这些分子又作用于神经元和胶质细胞，促进其他炎性分子产生，形成慢性炎症反应。而星形胶质细胞不仅可以改变小胶质细胞的形态特征，还能抑制小胶质细胞对Aβ的吞噬功能，以促进Aβ在脑中的沉积。在AD的早期，神经胶质细胞可局限、分解、吞噬病变的神经元，维护细胞微环境，而随着病情的发展，胶质细胞本身受到损伤，不但不能发挥保护作用，反而释放各种有害因子，加重神经元损伤。激活的小胶质细胞分泌炎症因子、趋化因子、炎症介质，慢性持续性的小胶质细胞炎症反应释放炎症介质，介导神经毒性作用的发生，损伤神经元。与AD密切相关的炎症因子是白介素–1和白介素–6，白介素–1是由小胶质细胞产生，其过度表达可促进Aβ的沉积和老年斑形成，还可诱导合成一氧化氮来参与神经变性过程，另外还可促进神经元DNA的降解和死亡；白介素–6主要由中枢神经系统神经元和胶质细胞合成，同样可以诱导神经细胞的凋亡。肿瘤坏死因子是由小胶质细胞在Aβ刺激后产生的神经毒素，使神经元老化甚至凋亡。

症状篇

- ◆ 痴呆综合征有哪些临床表现?
- ◆ AD 患者认知功能减退表现在哪些方面?
- ◆ AD 患者生活能力下降表现在哪些方面?
- ◆ 什么是 AD 患者的行为精神症状?
- ◆ AD 有哪些临床特点?
- ◆ ……

痴呆综合征有哪些临床表现？

痴呆综合征可归纳为三大症状：认知功能（cognition）减退、生活能力（activities of daily living）下降和行为精神症状（behavior and psychiatric symptoms of dementia）。这三大症状的英文首字母，分别是A、B、C，所以临床上也常称为ABC症状。

AD患者认知功能减退表现在哪些方面？

认知功能减退主要表现在以下7个方面。
（1）记忆障碍。
（2）视空间障碍。
（3）抽象思维障碍。
（4）言语障碍。
（5）失认症。
（6）失用症。
（7）人格改变。

AD患者生活能力下降表现在哪些方面？

AD患者由于记忆、判断、思维等能力的衰退而造成日常生活能力明显下降，逐渐需要他人照顾，对他人的依赖性不断增强。最初患者可能表现为不能独立理财、购物；逐渐地，可能无法完成既已熟悉的活动，如洗衣、下厨、穿衣等；严重者个人生活完全不能自理。

什么是AD患者的行为精神症状？

AD患者可能有行为精神症状（BPSD），包括幻觉、妄想、错认、抑郁、类躁狂、激越、无目的漫游、徘徊、躯体和言语性攻击、喊叫、随地大小便及睡眠障碍等。BPSD的许多症状是以认知症状为基础的，如被窃妄想多见于记忆力障碍时。同样，因人物定向障碍，不认识家人或配偶，而认为他们是骗子，是冒名顶替者。有些症状继发于人格改变，如表现退缩、古怪、纠缠他人、藏匿及破坏行为等。睡眠障碍颇为常见，患者表现睡眠倒错：夜间不睡，到处乱走，或做些无目的动作，白天则精神萎靡、瞌睡。

AD 有哪些临床特点？

AD多数起病于65岁以后，女性多于男性。本病起病隐袭，进展缓慢。临床表现为持续进行性的记忆、语言、视空间障碍及人格改变等。轻度的近事遗忘和性格改变是本病的早期症状，随后理解、判断、计算等智能活动全面下降，导致不能工作或操持家务，生活不能自理，口齿不清、语言混乱。一般经5~10年发展为严重AD，直至终日卧床不起，最后常因压疮、骨折、肺炎等并发症或重要脏器功能衰竭而死亡。

早期无神经系统定位症状和体征。抽搐发作和其他不自主运动可见于疾病晚期，并有锥体系和锥体外系症状和体征，包括震颤、肌强直和肢体屈曲等。也可出现强握、吸吮等原始反射。

根据疾病的发展和认知功能缺损，AD分为哪几型？

AD患者多隐袭起病，少数患者可在躯体疾病、骨折或精神受刺激后出现症状。临床上主要表现为持续进行性认知功能减退及其伴随的社会生活功能减退和精神行为症状。根据疾病的发展和认知功能缺损的严重程度，分为3个阶段，并分别对应为轻度、中度和重度AD。

第一阶段（1~3年）：轻度痴呆期。

第二阶段（2~10年）：中度痴呆期。

第三阶段（8~12年）：重度痴呆期。

AD病程呈进行性，一般经历5~10年，罕见有自发缓解或自愈，最后发展为严重AD，常因压疮、骨折、肺炎、营养不良等继发躯体疾病或脏器功能衰竭而死亡。

轻度AD有哪些症状？

轻度痴呆期一般发生在第一阶段（1~3年），近记忆障碍常为本病的首发症状。患者对新近发生的事容易遗忘，如经常失落物品，忘记重要的约会及已许诺的事，记不住新来同事的姓名。学习新知识困难，看书读报后不能回忆其中的内容。时间定向常有障碍，患者记不清具体的年、月、日。计算能力减退，很难完成简单的计算，如100减7、再减7的连续运算。思维迟缓，思考问题困难，特别是对新的事物表现出茫然难解。早期患者对自己认知功能缺损有一定的自知力，并力求弥补和掩饰，例如经常做记录，避免因记忆缺陷对工作和生活带来不良影响，可因此引起焦虑和抑郁。患者对工作和家务漫不经心，不能合理地管理钱财，亦不能安排和准备膳食。尚能完成已熟悉的日常事务，但常回避竞争。患者的个人生活基本能自理。

人格改变往往出现在疾病的早期，患者变得主动性缺乏，活动减少，孤独，自私，对周围环境兴趣减少，对周围人较为冷淡，甚至对亲人漠不关心，情绪不稳，易激惹，对新的环境难以适应。

中度AD有哪些症状？

随着疾病的进展，AD程度加重，记忆障碍日益严重，病程进入第二阶段（2~10年），称为中度痴呆期。表现为用过的物品随手即忘，日常用品丢三落四，甚至遗失贵重物品，忘记自己的家庭住址，忘记亲人的姓名，但尚能记住自己的名字。有时因记忆减退而出现错构和虚构。近记忆力也受损，不能回忆自己的工作经历，甚至不知道自己的出生年月。除有时间定向障碍外，地点定向也出现障碍，在熟悉的地方也会迷路走失，甚至在家中也找不到自己的房间。言语功能障碍明显，讲话无序，内容空洞或赘述，不能列出同类物品的名称；继之，出现命名不能，在命名测验中对少见物品的命名能力丧失，随后对常见的物品命名亦困难。患者失认以面容认识不能最常见，常不能从面容辨认人物，不认识自己的亲人和朋友，甚至出现丧失对自己的辨别能力，即不认识镜子中的自己。失用表现为不能正确地做出连续的复杂的动作，如刷牙动作。穿衣时将里外、前后、左右顺序穿错。进食不会使用筷、勺，常用手抓食物或用嘴舔食。患者已不能工作，难以完成家务劳动，甚至洗漱、穿衣等基本生活的料理也越来越困难，需家人帮助。

重度AD有哪些症状？

重度AD一般发生在第三阶段（8~12年），痴呆严重，已不知道自己的姓名和年龄，不认识亲人。患者只能自发言语，内容单调、重复或刻板，或反复发出不可理解的声音，最终不能说话。随着言语功能丧失，患者活动逐渐减少，并逐渐丧失行走能力，甚至不能站立，只能终日卧床，大、小便失禁。晚期患者可出现原始性反射如强握、吸吮反射等。最明显的神经系统体征是肌张力增高，肢体屈曲。

AD的记忆障碍有哪些特点？

记忆障碍是AD早期的突出症状或核心症状。早期主要累及短程记忆、记忆保存（3分钟内不能记住3个无关词）和学习新知识困难。不能完成新的任务，表现为忘记性大：好忘事、丢三落四，严重时刚说的话或做过的事转眼就忘，刚放下碗筷又要求吃饭。记不住熟人姓名、电话号码、反复说同样的话或问同样问题。交谈开始就忘了开头说了些什么，因此难以进行语言交流。东西常放错或丢失，购物忘记付款或多次付款。凡事需别人提醒或自备"备忘录"，即使如此也常出错。常忘了回电话，忘记赴重要约会，表现社会性退缩。家庭主妇忘记关水龙头或关煤气，造成安全隐患。可出现似曾相识和旧事如新症，如遇路人热情招呼，宛如亲人，而对熟人熟地却感到陌生。疾病早期，学习新知识、掌握新技能的能力减退，只能从事简单刻板的工作。随着病程进展，远记忆也逐渐受累，记不住自己的生辰、家庭住址和生活经历，严重时连家里几口人，他们的姓名、年龄和职业都不能准确回答。在记忆长河中只剩下一鳞半爪的印迹，可出现错构和虚构症。早期，有的患者对自己的目前状况尚有一定自知之明，知道自己记性不如从前；有的患者力图掩饰或试图弥补自己的记忆缺陷；有的患者则持否定态度或归咎他人，"我的记忆好，没有问题""我能记得多年前的往事""都是别人捉弄我，想贬低我，只要他们离我远点，就什么事都没有了"。一般病程在前2~4年进展缓慢。

什么是AD患者的视空间和定向障碍？

视空间和定向障碍是AD早期症状之一，如常在熟悉环境或家中迷失方向，找不到厕所在哪儿，走错自己的卧室，散步或外出迷途不知返而浪迹于街头。画图测验不能精确临摹简单立体图，韦氏成人智力量表检查视空间技能（如方块造型）分值最低。时间定向差，不知道今天是何年、何月、何日，不知道现在是上午还是下午，因而可能深更半夜起床要上街购物。

什么是AD患者的抽象思维障碍？

抽象思维障碍即患者的理解、推理、判断、概括和计算等认知功能受损。首先是计算困难，不能进行复杂运算，甚至两位数以内的加减运算也不能完成。患者逐渐出现思维迟钝缓慢，抽象思维能力下降，不能区分事物的异同，不能进行分析归纳。看不懂小说和电影等，听不懂他人谈话。不能完成或胜任已熟悉的工作和技术，最后完全丧失生活能力。

什么是AD患者的言语障碍？

AD患者的言语障碍呈特定模式，其顺序先是语义学出现障碍，表现为找词困难、用词不当或张冠李戴，说话冗赘不得要领，可出现病理性赘述，也可出现阅读和书写困难。继之出现失命名能力（能认识物体或能正确使用，但不能确切命名），最初仅限于少数物品，以后扩展到普通常见物体。有报道显示，早期AD患者波士顿命名测验（Boston naming test）出现的差错比简易智力状态检查（mini-mental state examination，MMSE）多，提示命名困难可能较记忆减退出现的早。神经病理学改变主要位于韦尼克区（颞上回、颞中回后部、缘上回、角回）后部。经皮质的感觉性失语也很常见。言语障碍进一步发展为语法错误，错用词类，语句颠倒，最终音素也遭破坏而胡乱发音，不知所云，或缄默不语。

什么是AD患者的失认？

失认指感觉功能正常，但不能认识或鉴别物体，不能认识地点，不能认识面容（面容失认），不能认出影中的自我。AD患者的失认症状以面容失认不能最常见，患者不能根据面容辨别人物，不认识自己的亲属和朋友，甚至丧失对自己的辨认能力。

什么是AD患者的失用？

失用指理解和运动功能正常，但不能执行运动，这在AD患者中也非常常见，有两种失用。

（1）观念性失用：不能正确完成系列动作。如先装好烟斗再打火；或做刷牙动作。

（2）观念运动性失用：表现为不能按指令执行可以自发完成的动作。如穿衣，将里外、前后、左右顺序穿错；进食不会使用刀、叉、勺，或用手抓食或用嘴舔食。

AD患者的智力障碍有哪些表现？

智力包括既往获得的知识、经验以及运用这些知识和经验，解决新问题，形成新概念的能力。

智力活动与思维、记忆和注意力密切有关。记忆本身虽不属于智力，但严重记忆障碍往往伴有智能缺损。

AD患者是一种全面性智力减退，包括理解、推理、判断、抽象概括和计算等认知功能。AD患者思维能力迟钝，不能进行抽象逻辑思维，不能区分事物的异同，不能进行分析归纳。表现思维缺乏逻辑性，说话常自相矛盾而不能觉察，例如："我同母亲住在一起。""她多大了？""80多岁。""那您呢？""我82岁。""那不是你和你母亲年纪一般大？""是的。"由于判断力减退，尽管窗外雪花纷飞，却坚持现在是盛夏。有人对AD患者纵向观察发现，MMSE每年平均约下降3分，个别患者的智力衰退速度可能不同。

AD患者的人格改变有哪些表现？

病理生理学研究提示，脑部的额、颞叶受累患者常有明显人格改变，或是既往人格特点的发展，或向另一极端偏离。

最初的人格改变表现为主动性不足，患者懒散，退缩，活动减少，孤独，对新环境难以适应，自私，对周围环境兴趣减少，对人缺乏热情。以后兴趣越来越窄，对人冷淡，甚至对亲人漠不关心，不负责任，情绪不稳，易激惹，因小事而暴怒，训斥或骂人，言语粗俗，殴打家人等。进而缺乏羞耻及伦理感，行为不顾社会规范，不修边幅，不讲卫生，拾捡破烂，乱取他人之物据为己有，争吃抢喝。

还可出现性脱抑制，或称为本能活动亢进：不知羞耻，当众脱光衣服或公开手淫，甚至出现性行为异常等。与病前判若两人，令家人感到十分困扰。

但人格改变并非必然，在精心看护下，患者可能很随和温顺，人格改变可能并不突出。

轻、中度AD患者可能出现哪些精神症状？

AD患者在整个病程中都可出现行为和精神症状，多见于中度患者。其主要表现为猜疑或妄想、幻觉；行为异常或冲动攻击、焦虑、恐惧或情绪紊乱，易激惹及睡眠障碍。患者的妄想不系统、多变，被害、被窃及嫉妒妄想较常见，有的怀疑配偶或照料者是假的等。幻觉较少见，常以视幻觉为主，看到死去的亲人，或听到他们说话。行为障碍较常见，患者总想离家出走，若予劝阻，可出现愤怒或攻击，行为多缺乏目的性，常在家无目的地乱搬物品，翻箱倒柜，乱捡垃圾并视为珍宝而收藏。

轻度患者可出现抑郁，伴紧张、恐惧、焦虑，甚至有消极言语。中、重度患者不会出现典型的抑郁心境，多表现为焦虑、恐惧，这与患者判断能力下降有关。睡眠障碍主要表现为睡眠节律紊乱，夜间失眠、易醒，而白天嗜睡。

AD 患者的最常见精神症状有哪些？

AD 的主要症状除了认知功能衰退之外，90%以上患者还可在病情的不同阶段出现各种类型的精神行为症状，给患者本人和照料者造成极大的身心负担。常见的精神行为症状如下。

（1）妄想：认为物品被窃或被藏匿是最常见的妄想。严重时确信有人入室偷窃，并倾听或与偷窃者对话。有些患者由于失认而认为自己的家不属于自己，常要求回家；认为自己的配偶或亲人是别人装扮而发怒。少数患者认为配偶不忠。还有的患者认为有陌生人住在家里，死去的亲人仍活着，别人企图伤害自己，自己仍没有退休而要求工作等。患者的妄想往往不系统、结构不严密，时有时无，故按传统的精神病学的妄想分类常有一定困难。

（2）幻觉：各种幻觉都可出现，但以视幻觉多见。常见的视幻觉是看见偷窃者或入侵者，看见死去的亲人等。偶尔在没有视幻觉的情况下可听到偷窃者或死去的亲人说话，也可有其他言语性幻听。嗅幻觉和味幻觉较少见。

（3）情感障碍：约1/3患者伴有抑郁。在 AD 早期可能主要是反应性抑郁。抑郁可分为抑郁症状和抑郁发作。尽管 AD 患者抑郁症状比较常见，但真正符合抑郁发作标准的较少，尤其是中、重度 AD 患者。轻度 AD 患者较常见焦虑，患者可能担心自己的工作和生活能力，还可能担心自己的钱财、健康和生命等。少数可有情绪不稳、易怒、激惹和欣快等情感障碍。AD 较重时，情感平淡或淡漠日趋明显。

（4）攻击行为：攻击行为包括语言攻击和身体攻击两类。最常见的攻击行为是骂人、违抗或抗拒别人为其照料生活，使得洗澡、穿衣等变得非常困难。其他攻击行为有咬、抓、踢等。虽然可出现多种攻击行为，但造成严重伤害的事件极少见。

（5）活动异常：因患者认知功能下降，可出现多种无目的或重复活动，如反复搬移物品，反复收拾衣物，将贵重物品收藏在不恰当的地方。有些患者收集垃圾或废物。不少患者出现"徘徊症"，表现为整天不停漫步，跟随照料人员或晚间要求外出等。有些患者表现为活动减少、呆坐，有时描述为意志缺乏。少数患者有尖叫、拉扯和怪异行为。怪异行为有时与患者的病前职业或业余爱好有关。

（6）饮食障碍：主要表现为饮食减少、体重减轻。大部分中晚期患者有营养不良。也有一些患者饮食不知饱足，饮食过多，导致体重增加。还有极少数患者出现嗜异食，吃一些通常不吃的东西。

（7）生物节律改变：正常老年人睡眠时间有所减少，慢波睡眠减少和白天疲劳。AD患者的这些变化可能特别明显，表现为晚上觉醒次数增加。随着AD进展，快速眼动睡眠（REM）减少，白天睡眠增加，最后睡眠节律完全打乱，表现为白天睡觉，晚上吵闹。患者的行为异常在傍晚更明显，称日落综合征。

（8）谵妄：感染（如呼吸、消化系统感染）、严重躯体疾病或病理生理状态（如心、肝、肾功能障碍，水、电解质、酸碱平衡失调等）等可使AD患者出现谵妄。表现为大脑功能全面紊乱，觉醒水平下降是主要临床特征之一。进入谵妄状态，患者难以维持注意力，对外界的各种刺激反应迟钝。临床表现有广泛的认知功能障碍，即感觉、知觉、思维、语言等都有不同程度损害。多数谵妄患者有错觉、幻觉，以视幻觉居多。语言多不连贯，常喃喃自语，可有震颤、摸索动作、攻击、恐惧或逃跑行为等。谵妄症状呈昼轻夜重的节律变化。

（9）性功能障碍：男性患者常有性功能减退。患者偶尔可有不适当的性行为和性攻击。

AD患者会发生哪些进食、睡眠和行为障碍？

AD患者常会发生进食、睡眠和行为障碍，表现为食欲常减退，约半数患者正常睡眠节律紊乱或颠倒。白天卧床，晚上到处活动，骚扰他人。脑电图显示快速眼动睡眠潜伏期长，慢波睡眠减少。患者的动作重复刻板、愚蠢笨拙，如反复关闭抽屉，无目的地把东西放进拿出，反复转动门锁，玩弄衣扣或回避交往，表现为退缩、古怪、纠缠周围人，不让家人走开。

AD患者的日落综合征有哪些表现？

行为表现：日落综合征又称黄昏综合征，指在下午到晚上（大约下午3点到晚上11点）失智老人出现的情绪紊乱、焦虑、亢奋和方向感消失。表现为早上和上午头脑清醒，情绪稳定或嗜睡，但到了下午近黄昏时，则出现精神行为异常、激动不安，持续时间为几个小时或者整个晚上。

应对措施：①使用光照疗法，可在傍晚时分早一点开灯，灯光尽量亮一些，避免老人察觉到光线的变化。另外可采取光照治疗，每天早上8点、下午4点左右，各给予1次，每次30分钟。②提前带老人去活动，下午尽量陪伴老人到户外活动，如散步、跳舞、做操等。

什么是AD患者出现的Capgras综合征？

Capgras综合征又称双重错觉综合征、易人综合征、替身错觉、双重人身症、冒充者综合征。临床表现：患者认为其亲友已被假扮者顶替，两者极端相似，但还是坚持认为他们是不同的，是有细微差别的（亦有人认为二者躯体不同）。表现为辨认不足，是对亲人正身的妄想性否认。被顶替的对象多涉及配偶、子女，而不涉及上一代人。

严重者认为替身同原来的人面貌并不一定一致，替换对象也不一定是亲人，可以是周围的熟人，甚至是家里的动物。以女性多见。

AD患者出现的Capgras综合征需与哪些疾病相鉴别？

AD患者出现的Capgras综合征，需与以下疾病鉴别。

（1）精神分裂症偏执型：此型多见于替身综合征，其特点是对亲密的人予以妄想性否认，认为这个亲人已被替身（往往是仇敌）所取代。往往由此出现伤人、杀人行为。配合精神分裂症的其他症状不难诊断本病。

（2）癔症：临床上也偶见易人综合征，大多突然发病，可出现感觉、运动和自主神经功能紊乱，或短暂的精神异常。

AD患者常见的妄想内容是什么？

AD患者的妄想常有关系妄想、被害妄想、疑病妄想、嫉妒妄想、被偷窃妄想、夸大妄想、自罪妄想。

（1）被窃妄想：毫无根据地认为自己的东西被人偷窃。该症状多见于脑器质性精神障碍如AD，与患者记忆力下降有关系。

（2）关系妄想：较常见，患者感到周围的事物均与自己有关。如患者认为报刊、电视中的内容都与自己有关，周围人咳嗽、吐痰和一些举动都是针对自己。

（3）被害妄想：是最常见的妄想。患者感到正在被人监视、跟踪、窃听、诽谤、诬陷、毒害等。

（4）疑病妄想：患者深信自己患了某种严重疾病，常常为难于治疗的绝症如癌症、艾滋病等。一系列详细检查和反复的医学验证都不能纠正患者的病态信念，常伴有反复就医的行为和焦虑不安的情绪。

（5）嫉妒妄想：又称不贞妄想。患者坚信自己的爱人对他不忠实而另有外遇，因而跟踪或监视其爱人的活动。

（6）夸大妄想：患者自以为是非常人物、出身名门，有特殊才能，有巨大财富等。如是某个领袖人物的亲戚，家中有许多的钱财等。

（7）自罪妄想：又名罪恶妄想。患者将过去的缺点错误无限上纲，都看成是很大的罪行，认为自己对不起家人，不可饶恕，自己不配生活下去。如过去从单位带回家几盒粉笔、几瓶墨水等，是贪污国家财产，应该判刑，罪有应得。患者常可伴有自杀或自伤行为或者主动去公安局自首。

AD患者会错认吗？

AD患者可出现错认，把荧光屏的人像、照片和镜中人误认为真人并与之对话。约10%的患者有听幻觉，患者听见说话声或与"人"对话。13%有视幻觉，多出现在傍晚，常为小人如儿童等。有时这些小人来自电视荧屏。

诊断与鉴别诊断篇

◆ 怎样诊断 AD，有办法确诊吗？

◆ 有哪些辅助检查可帮助 AD 的诊断？

◆ AD 的诊断要点是什么？

◆ 国内关于 AD 的诊断标准是什么？

◆ 国际关于 AD 的诊断标准是什么？

◆ ……

怎样诊断AD，有办法确诊吗？

与其他精神科疾病一样，目前诊断AD主要还是依靠病史、精神状况检查，同时通过一系列辅助检查及体格检查排除其他疾病。虽然现代研究已经证实AD患者脑组织有其病理特征，但生前尚无可靠的诊断标志。迄今为止，确诊AD的唯一办法是在患者死后检查其脑组织，因此目前还只能是临床诊断。如果一位老年患者在意识清晰的情况下出现进行性的记忆力下降、智能衰退、人格改变或定向障碍，而又没有发现能导致这些异常的躯体或神经系统疾患，一般就可以做出AD的诊断，而脑影像学检查若发现有"脑萎缩、脑沟增宽和脑室扩大"，则更加支持AD的诊断。但在任何时候都必须有知情者提供的详细病史，进行详细的体格检查、神经系统检查和相应的实验室检查，以免误诊。

有哪些辅助检查可帮助AD的诊断？

对于明确是否痴呆，是否为AD，目前尚缺乏特异性的检查方法，主要依靠临床资料进行综合分析和判断。下面一些辅助检查有助于AD的诊断及对病情的评估。

（1）量表检查：有助于证明认知和记忆的缺陷及其定量程度，但无助于病因诊断，常用的痴呆量表主要有痴呆简易筛查量表（BSSD）、简易智力状态检查量表（MMSE）、画钟测验，以及汉密顿抑郁量表（HAMD）。详见附录"AD常用的量表检查"。

（2）实验室检查：AD患者的血常规、尿常规、肝功能、肾功能、血糖、电解质、甲状腺功能、叶酸、维生素B_{12}等检测一般都正常；脑脊液常规检查也正常，或仅有轻度蛋白增高，但tau蛋白可能明显增高，检测ApoE基因携带类型有助于AD的诊断。血管性痴呆与高血压、脑动脉硬化、高血脂、糖尿病等有关，故做血脂、血糖检查对AD的鉴别诊断有参考意义。此外，还常常需要做HIV、梅毒等性病检测以排除诊断。

（3）电生理检查：脑电图（EEG）是一项无损伤的安全的临床辅助检查，可帮助了解和判定大脑功能，AD患者的EEG表现为α节律变慢，弥漫性慢波；脑电地形图（BEAM）中，σ及θ节律弥漫性对称性增强，α节律在大部分区域下降。脑诱发电位近年来也常被应用，AD患者事件相关电位（P300）潜伏期延长和波幅下降，与患者的记忆损害程度及视觉损害程度相关。

（4）神经影像学检查：影像学检查可提供AD的脑组织损害等异常情况，常用的有头颅电子计算机体层（CT）、核磁共振（MRI）、正电子发射计算机体层（PET）和单光子发射计算机体层（SPECT），临床上根据需要及患者实际情况进行选择。头颅CT在血管性痴呆的诊断中占有极重要的地位，可见到单个或多发梗死灶，或脑室周围白质的低密度区；而AD早期头颅CT可正常，头颅CT正常并不能排除AD的诊断，在头颅CT出现脑萎缩、脑沟增宽和脑室扩大时，患者的智能损害往往已经很明显，借此亦可以排除因脑肿瘤、外伤、出血和梗死等原因所致的AD。MRI由于分辨率高，更能清晰地反映脑结构损害，随着检查费用的降低，现在临床上也常被选用。而PET和SPECT能提供更有价值的信息，AD患者脑糖代谢明显降低，脑血流灌注下降，在CT、MRI出现脑萎缩或临床上出现智能缺陷之前就可能已经存在。因此，PET、SPECT有助于AD的早期诊断。但由于这2项检查仪器复杂、技术要求高、检查费用昂贵，目前在临床上还未广泛应用。

（5）病理学诊断：目前确诊AD的唯一办法是病理诊断。脑组织活检是不可接受的，所以只能在患者死后检查其脑组织，肉眼观察可见两侧大脑半球对称性萎缩，冠状切面上表现为脑沟变深、脑回变窄，同时侧脑室扩大，脑室的角变钝，海马与颞角壁的间隙增宽。细胞学特点是复合性的，除了两个特征性的病变（老年斑、神经元纤维缠结），还伴有颗粒状空泡变性，神经元减少，神经轴索和突触的异常，星形细胞和小胶质细胞的反应，以及脑血管的改变。

AD的诊断要点是什么？

（1）发病年龄：通常在老年期发病，男性65岁以后，女性55岁以后。

（2）起病形式：AD的起病往往是潜隐起病，呈缓慢进行性加重，到医院就诊时常常病程2年以上甚至十余年。

（3）病史分析：可根据头部是否有过产伤或其他外伤史，是否患过感染、脑血管疾病，有无癫痫等病，是否有服药及其他毒物损伤史等，可为诊断本病提供一定依据。

（4）临床特点：临床特点为记忆能力明显减退或丧失，定向力、理解力、计算能力障碍，情绪不稳，或神情呆木，思维缓慢，对周围事物缺乏兴趣，甚至发音不清，语无伦次。严重者丧失生活自理能力。智力状况检查是诊断本病的主要依据，可以使用痴呆量表如简易智力状态检查量表、长谷川痴呆量表等对患者的认知功能进行全面评估，同时进行生活能力评估，评估其严重程度。

（5）辅助检查结果：脑电图检查可呈弥漫性节律紊乱和散在性慢波，头颅CT、MRI检查可见脑萎缩和脑室扩张。

国内关于AD的诊断标准是什么？

目前我国对AD的诊断标准使用最多的是中国精神障碍分类与诊断标准第3版（CCMD-3），该标准对阿尔茨海默病定义：是一组病因未明的原发性退行性脑变性疾病。多起病于老年期，潜隐起病，缓慢不可逆地进展（2年或更长），以智能损害为主。病理改变主要为皮质弥漫性萎缩，沟回增宽，脑室扩大，神经元大量减少，并可见老年斑、神经元纤维缠结、颗粒性空泡小体等病变，胆碱乙酰化酶及乙酰胆碱含量显著减少。起病在65岁以前者（老年前期），多有同病家族史，病变发展较快，颞叶及顶叶病变较显著，常有失语和失用。

症状标准必须符合：①符合器质性精神障碍的诊断标准。②全面性智能性损害。③无突然的卒中样发作，疾病早期无局灶性神经系统损害的体征。④无临床或特殊检查提示智能损害是由其他躯体或脑的疾病所致。⑤下列特征可支持诊断但不是必备条件：a.高级皮质功能受损，可有失语、失认，可失用。b.淡漠、缺乏主动性活动，或易激惹和社交行为失控。c.晚期重症病例可能出现帕金森症状和癫痫发作。d.躯体、神经系统，实验室检查证明有脑萎缩。e.尸体或神经病理学检查有助于确诊。

严重AD的诊断标准必须符合日常生活和社会功能明显受损。

病程标准：起病缓慢，病情发展虽可暂停，但难以逆转。还必须排除脑血管病等其他脑器质性病变所致的智能损害、抑郁症等精神障碍所致的假性痴呆、精神发育迟滞，或老年人良性健忘症。

CCMD-3将阿尔茨海默病进一步分为3型，即：老年前期型、老年型和非典型或混合型。

国际关于AD的诊断标准是什么？

AD是一种病因未明的原发性退行性大脑疾病，具有特征性神经病理和神经化学改变，常常潜隐起病，在几年的时间内缓慢而稳固地发展，这段时间可短至2~3年，但偶尔也可持续得相当长。起病可在成年中期或更早（老年前期起病的AD），但老年期的发病率更高（老年期起病的AD）。在65~70岁之前起病的病例往往有类似痴呆的家族史、疾病的进展较快和明显额叶和顶叶损害的特征，包括失语和失用。起病较晚的病例则病程进展较慢，以较广泛的高级皮层功能损害为特征。唐氏综合征患者极易患AD。

AD患者脑中有如下特征性变化：神经元的数量显著减少（尤其在海马、无名质、蓝斑、颞顶叶和前额叶），神经元纤维缠结造成的成对螺旋丝，（嗜银性）神经炎斑（其成分大多为淀粉，进展显著，尽管也存在不含淀粉的斑块），以及颗粒空泡体。有研究还发现了神经化学改变，包括乙酰胆碱及其他神经递质和乙酰胆碱转移酶明显减少。

过去认为AD的临床表现伴随着上述脑改变，但现在发现二者并非总是平行地发展：当一种改变的依据还极少时，另一种改变的存在可能已不容置疑了。然而，仅根据AD的临床特征往往即可做成诊断。

世界卫生组织ICD-10中关于AD的诊断要点如下。

（1）存在如上所描述的痴呆。

（2）潜隐起病，缓慢退化，通常难以指明起病的时间，但他人会突然察觉到症状的存在。疾病进展过程中会出现明显的高台期。

（3）无临床依据或特殊检查的结果能够提示精神障碍是由其他可引起痴呆的全身性疾病或脑的疾病所致（例如甲状腺功能低下、高血钙、维生素B_{12}缺乏、烟酸缺乏、神经梅毒、正常压力脑积水或硬膜下血肿）。

（4）缺乏突然性、卒中样发作，在疾病早期无局灶性神经系统损害的体征，如轻瘫、感觉丧失、视野缺损及运动协调不良（但这些症状会在疾病晚期出现）。

在部分病例中，AD的特点和血管性痴呆的特点会同时出现，这些病例应做双重诊断和双重编码。如果血管性痴呆发生在AD之前，则根据临床表现也许无法做出AD的诊断。

AD可与血管性痴呆共存，例如脑血管病发作（多发性梗死症状）附加于AD的临床表现和病史之上，这样的发作会引起痴呆症状的突然变化。

根据年龄又分为：早发型阿尔茨海默病性痴呆和晚发型阿尔茨海默病性痴呆。

（1）早发型阿尔茨海默病性痴呆（AD Ⅱ型）：起病于65岁之前，起病相对较快，退化速度相对较快，一般4~6年智力全面衰退。除记忆减退外，还伴有明显的多种高级皮质功能障碍，大多数患者较早地出现失误、失写、失读和失用，及肌张力增高、碎小步态等神经系统表现。

（2）晚发型阿尔茨海默病性痴呆（AD Ⅰ型）：起病于65岁之后，往往在75岁以上或更晚，起病隐袭且进展缓慢，一般2~3年才会发现此病而就诊，部分病例病程可达8~10年或更长，通常记忆损害为主要表现，其他神经系统症状轻微。

美国关于AD的诊断标准是什么？

在临床及科研中，AD诊断大多使用美国国立神经病、语言功能紊乱和卒中研究所–阿尔茨海默病和相关疾病学会（NINCDS-ADRDA）建立的标准。根据这项标准，诊断分为下列几类：明确的病例（经组织学证实的临床诊断）、极可能的病例（有典型临床综合征，未经组织学证实）或可能的病例（临床特征不典型，但没有其他明显的备选诊断；未经组织学证实）。采用这些标准诊断AD极可能病例的总敏感性和特异性值分别为0.65和0.757。

NINCDS-ADRDA专题组推荐的AD临床诊断标准如下。

（1）"很可能"AD的临床诊断标准：①由临床检查，最低限度精神测验Blessed痴呆量表或某些类似检查确定并被神经心理学检查证实的痴呆。②两项或两项以上认识功能障碍。③记忆和其他认知功能进行性衰退。④无意识障碍。⑤40~90岁起病，最常见于65岁后。⑥无全身性或其他脑部疾病（以此亦不能解释进行性记忆和认知障碍）。

（2）"很可能"AD的支持依据：①特殊认知功能，如语言（失语）、运动技巧（失用）、感知（失认）的进行性衰退。②日常活动能力受损和行为方式改变。③类似疾病家族史，特别是经过神经病理学证实者。④实验室常规脑脊液检查结果正常；脑电图正常或非特异性改变，如慢波活动增加；CT系列观察证实进行性脑萎缩。

（3）与"很可能"AD诊断相符合的其他神经学特征（除外非痴呆的病因）：①疾病进展过程中的平稳期。②伴随症状如抑郁、失眠、妄想、错觉、幻觉、戏剧性语言、情绪和身体的剧变、性功能紊乱、体重减轻。③某些患者（特别是较重者）有其他神经科异常，包括运动体征，如肌张力增高、肌阵挛、步态紊乱。④重症患者发生的癫痫。⑤与年龄相符的正常CT。

（4）有助于除外"很可能"AD诊断的特征包括：①突然中风样发病。②病程早期出现局灶神经征，如偏瘫、感觉缺失、视野缺损及共济失调。③在起病或病程很早时期有癫痫发作或步态紊乱。

（5）"可能"有AD的临床诊断：①在痴呆综合征的基础上，无其他可引起痴呆的神经、精神全身性疾病存在，并且在发病表现和临床过程中有变异时可做出该病诊断。②在有足以引起痴呆的继发性全身或脑疾患存在，但不认为是痴呆病因时可做此诊断。③当确有单一的、逐渐进展的严重认知障碍，而无其他可识别的病因时，可在研究项目中使用此诊断。

（6）"确立"AD的诊断标准：①"很可能"AD的诊断标准。②以活检或尸检获得的组织病理学证据。

（7）用于研究目的的AD分类详细指明可鉴别该疾患亚型的特征。例如：①家族发病。②65岁以前起病。③存在21-3染色体。④存在其他有关的疾病，如帕金森病。

AD可以早期诊断吗?

AD的早期诊断是一个世界性难题。因为AD起病隐匿，患者出现症状时脑组织变性已很明显。AD患者如果能早期发现，并及时进行干预，预后会更好些。AD早期诊断通常包括3个方面：痴呆症状的早期发现、实验室检查和神经影像学诊断。

在AD早期，常常已经出现记忆、思维、情绪及人格方面的改变，只是这些改变没能引起重视。有的早期AD患者在生活中常出现丢三落四、记忆力不好的现象；有的患者出现多疑多虑，情绪不稳定或情感常出现剧烈的、不合理的变化，如对家里的事情常常漠不关心、情感淡漠、性情孤僻、沉默寡言；对日常生活缺乏兴趣，社交活动减少，情感反应减弱；部分AD患者早期表现为精神抑郁，表情呆滞，睡眠规律紊乱，自我贬低，甚至有自杀念头；有的患者早期常常出现对时间、地点、人物的判断错误；还有部分患者早期出现有明显的听力减退。总之，AD早期的症状表现为某一方面，而非全面的智能减退。近年来，国际上提出轻度认知障碍的概念，认为轻度认知障碍很可能是AD的早期表现。所谓轻度认知障碍是指只是某一项认知功能出现障碍，但生活能力并不一定受到影响。由此诊断AD会变得更容易，医生在选取治疗方法时就不至于太被动。有报道指出，每年有12%~14%的轻度认知功能障碍的人最后转化为AD。

在实验室检查方面，目前根据AD的成因，做了很多病理标志物实验，如β-淀粉蛋白，AD患者中以载脂蛋白Eε4基因型居多，有该基因型者易患AD。但并非所有载脂蛋白Eε4基因型者均一定患AD。临床上疑似AD的患者，若测得载脂蛋白Eε4基因型，有助于AD的早期诊断。

此外，神经影像学检查是AD早期诊断的重要手段，目前常借助正电子发射计算机体层扫描（PET）和经颅多普勒超声（TCD）作为检测工具。一般认为，AD患者出现轻度认知缺失时，往往伴有不易察觉的语言或者视觉空间定向方面的障碍，而这些变化应该是相应的脑区病理改变的结果。且TCD是一种无创、简便、准确测定脑动脉流速的方法。有研究显示，AD患者和对照组在认知障碍、大脑中动脉流速以及区域葡萄糖代谢率的相关性上，那些可疑AD的患者，除神经心理检查的数据低于对照组外，伴有言语障碍的AD患者，TCD检测显示其左侧大脑中动脉流速变慢，而视觉空间改变的患者右侧大脑中动脉流速减慢，两侧大脑动脉血流出现明显的不对称。采用PET标记葡萄糖进行试验，结果得出AD患者大脑中动脉血流减慢的一侧脑区，糖代谢能力也降低。由此证实，AD早期确实存在大脑一侧大脑中动脉流速减慢和代谢降低的改变。

如何判定AD患者有无意识障碍？

从痴呆的定义出发，痴呆是在无意识障碍时的智能缺损。故诊断是否痴呆首先要排除意识障碍和注意力不集中的问题，这是痴呆诊断的关键。判断患者有无意识障碍及意识障碍的程度是非常重要的。如果能对所给予的刺激性质和反应的特征加以描述，就能提供对意识水平的定量依据。国外已有多种意识障碍的评定比较简单、可靠、易于判断和数量化方法，如Glasgow昏迷量表（Glasgow coma scale）和3-3-9度意识障碍评定法。

什么是Glasgow昏迷量表？

Glasgow昏迷量表是Glasgow于1974年创用的昏迷量表，其优点为简单实用、判断客观。客观指标有睁眼、语言、运动3项共15级。满分15分为正常，12~14分为轻度异常，9~11分为中度异常，3~8分为重度异常（8分以下为昏迷，3分有的已属于脑死亡或预后不良）。详见表4-1。

表4-1　Glasgow昏迷量表

检查项目	反应	记分
睁眼	自动睁眼	4
	呼之睁眼	3
	疼痛睁眼	2
	从不睁眼	1
回答	切题	5
	不切题	4
	答非所问	3
	难辨之声	2
	毫无反应	1

续表

检查项目	反应	记分
动作	遵嘱动作	6
	刺激时有定位动作	5
	针刺时回缩躲避	4
	针刺时上肢屈曲	3
	针刺时上肢伸直	2
	针刺时毫无反应	1

3-3-9度意识障碍评定法的内容有哪些？

3-3-9度意识障碍评定法内容见表4-2。

表4-2 3-3-9度意识障碍评定法

I类3级无刺激也处于觉醒状态	0 意识清楚
	1 意识清楚，有一过性意识模糊
	2 有定向力障碍
	3 不能讲出自己的姓名、年龄和出生年、月、日
II类3级无刺激时处于闭眼状态	10 一般的呼唤很快睁眼，可做有目的的动作，并能对话，但错误多
	20 大声呼唤推动才睁眼，可执行指令做些简单动作
	30 强痛刺激或反复呼唤，可勉强睁眼
III类3级有疼痛刺激也不醒	100 对疼痛刺激有抗拒等防御性动作
	200 对疼痛刺激手足有少许动作，面部有表情
	300 对疼痛刺激完全无反应

AD与假性痴呆如何鉴别？

假性痴呆是指在某种特殊的心理背景下出现的一种类似痴呆的表现，而无明显的脑器质性损害的证据。常见于癔症和反应性精神障碍，一般预后较好。常见的类型有：①甘瑟综合征（Ganser综合征）：又称心因性痴呆，多见于拘禁性精神障碍及癔症。表现为对简单问题给予近似错误的回答，给人以故意做作或开玩笑的感觉，也可出现愚蠢幼稚行为，但对某些复杂问题反而能够正确解决。②童样痴呆：多见于癔症，以行为幼稚、模仿幼儿的言行为特征。通常在精神因素下突然产生，"痴呆"亦可突然消失。患者精神活动回到童年时代，带有明显的稚气，表现言语和举止像个稚气十足的幼儿，见人则称呼"叔叔""伯伯""阿姨"。或表现在回答问题时给予近似回答，如"人有三只脚""2+2=5"之类，提示患者是知道正确答案的，这种情况维持时间较短，经治疗或精神因素去除后症状很快消失。③老年抑郁症所致假性痴呆：严重的抑郁症患者在精神运动性抑制的情况下，出现认知功能减退，表现出类似痴呆的症状，如记忆力衰退、计算能力、理解判断力下降、缺乏主动性等，患者经常结结巴巴地说"我不知道""我不会"等，并且反应显得迟钝。乍看之下，与痴呆极为类似，但只要经过检查，就不难区分。根据假性痴呆的以上特征，一般不难与AD鉴别，正所谓"假的真不了，真的假不了"。

脑萎缩就是AD吗？

有不少人认为"人老了，脑子会萎缩，必然变痴呆"。有的老年人做脑CT检查，发现有"脑萎缩"，便认为自己患了"老年性痴呆"。紧张焦虑、抑郁烦恼、惶惶不安，四处求医问药。殊不知，脑萎缩不等于AD。

什么是脑萎缩？脑是维持人类精神活动的重要器官，它是由各种神经细胞大量汇集而形成的一个神经网络，是汇总和处理各种信息的地方。人脑由大脑、间脑、小脑、脑干等组成。正常人脑重约1500g，相当自身体重的1/40。人脑各部分有不同的功能，其中大脑与我们的言语、思维、记忆、计算等高级精神活动密切相关。科学研究表明，大脑最外层是呈灰色的大脑皮质，由140亿个神经细胞体组成，厚3.5mm，表面曲折不平，有凹陷的脑沟和凸起的脑回；大脑皮质下面是白色的髓质，在脑的中部还有数个呈空隙的脑室。脑神经元老化死亡后，脑的重量变轻、体积变小，CT检查呈现脑体积缩小、脑沟变宽、脑回变细、脑室扩大，这就是脑萎缩。

脑萎缩，人就会变成痴呆吗？人到老年，体内各器官组织都有不同程度的老化性萎缩改变，大脑也是如此。科学研究证明，人到40岁以后脑细胞数目逐渐减少，50岁可减少20%，70岁以后减少20%~30%。随着年龄增长，脑的重量也减轻，80岁老人的脑重量会减轻6.6%~11%，此外，大脑皮质亦变薄，脑室也扩大。这种因生理性老化过程所引起的脑萎缩是正常现象，年龄越大这种萎缩程度越明显。当然，这种正常的生理性脑萎缩也影响老年人的记忆功能。如多数老人会感觉自己的记忆力没有以前好，如记不起熟人的名字、忘性大等，但程度较轻，不会呈进行性加重，不会严重影响老人的学习和工作，也不损害老人的日常生活能力。由于存活的脑细胞可以代偿死亡脑细胞的功能，因而老人仍能维持正常精神活动而不出现AD症状。而AD是大脑中与记忆功能有关的部位如海马出了问题，痴呆症状明显，记忆功能严重衰退，在日常生活中丧失简单计算能力，对刚刚发生的事情根本不记得，如刚放下饭碗就忘记了，又要吃；做饭时往往打开煤气忘记关，饭烧糊了也不知；平时不洗手脸，穿鞋分不清左右，不知随季节变化更换衣服；不知今昔是何年、何月、何日，不辨春夏秋冬；分不清男女老幼，连自己的丈夫、妻子或儿女都不认识；外出就迷路，不认识自己的家门；许多患者性格行为变化明显；晚期者失去生活自理能力、大小便失禁，最终卧床不起。由此可见，人老了记忆力有点下降，不能说是AD。具有特殊的遗忘症状，做脑CT检查又发现存在脑萎缩，才能诊断为AD。

AD与老年抑郁症怎样鉴别？

老年抑郁症是老年期常见的精神障碍，其发病率占老年人口的7%~10%，在患有躯体疾病的老年人中，抑郁症更高达50%，严重危害老年人的身心健康，临床上常见老年患者家属反映患者"话少了，人呆木"，以为是得了"老年痴呆症"，而到医生这里一看却是"老年抑郁症"。实际上要鉴别到底是老年抑郁症还是AD并不难。通常来说，老年抑郁症起病较快，多有明确的发病界限，发病前智力和人格均完好，病情发展较为迅速；而AD则起病隐袭且发展缓慢，家属常常反映"不知不觉中患者性格发生很大变化"。其次，老年抑郁症的抑郁症状持续较久，且表现为普遍的精神运动性抑制、行动迟缓、对周围环境和生活不感兴趣、心情抑郁、情绪低落、多疑焦虑、注意力减退、言语减少、思维减慢、动作减少、记忆力下降、对生活失去兴趣，严重的还有消极自杀倾向；而AD患者的情绪变化多不稳定，变幻莫测，情感欣快或不协调，或犹如幼童。老年抑郁症患者的智能障碍为暂时性的、部分性的，每次检查的结果均不相同；而AD患者的智能损害是全面性的，而且呈进行性的恶化。老年抑郁症患者并无中枢神经系统的症状，脑CT检查也无阳性发现；而AD患者可有中枢神经系统的症状和体征，AD中晚期可出现失语、失用、失认及锥体外系症状，脑CT检查可发现有不同程度的脑萎缩，不少患者合并脑血管病变，头颅CT显示"梗死灶"。最重要的是，抗抑郁药物对老年抑郁症有效，一般用药后患者情绪能够得到改善；而对于AD患者，抗抑郁药物就不起任何作用了。

当然，临床上有部分AD患者在病程的早期，也可能主要表现为抑郁症状，颇像"老年抑郁症"，而到了病程中晚期，才露出其"庐山真面目"，对此一般稍有经验的临床医生都能够甄别。

AD与老年人良性健忘症怎样鉴别？

老年人良性健忘症又称良性老年遗忘，所谓良性健忘症，是指老年人随着衰老而带来的生理性记忆减退，现在叫作与年龄相关的记忆障碍。年过五旬的饮食男女，或多或少都会感觉"记性不及当年"，有的人会出现健忘症状，但并无痴呆表现，这是一种正常的或生理性非进行性的大脑衰老过程。这种大脑衰老过程，有的人早一点，而有的人则晚一点，有的甚至要六七十岁、七八十岁才开始有表现。这种记忆障碍的特点，表现在对事件的某些细节难以准确的回忆，如记不住人名、地点等。虽然有时忘了，但过一会儿又能想起，或者有时在忘掉某些次要内容的同时却又能够回忆起所遗忘的有关情节。有记忆减退的人，有时常请人提醒，尽量设法弥补记忆缺陷，以适应正常的生活、工作和社交，但事件本身或总的记忆力相对保存。有人认为，这种记忆减退，一半是由于衰老带来的退变，另一半是由于用脑较少，活动较少的缘故。这是一种自然规律的反应，亦称为良性记忆减退，不算疾病，更不是AD。良性老年遗忘只是对部分事情遗忘，但是自己知道自己忘记了，经提示或者事后自己还可以想起来，而AD患者则对刚发生过的事情没有一点印象，经提示也不能回忆，而且自己并不知道是自己忘记了。另外，良性老年遗忘的老人仅仅是记忆力出现下降而没有性格的改变和定向力障碍，不会出现多疑妄想，迷失家门，而这恰恰是AD患者经常出现的症状。

血管性痴呆与AD有何不同？

血管性痴呆过去曾称为多发性梗死型痴呆，近年研究发现，除了多发性脑梗死性病变外，还有其他脑血管病变也会导致痴呆，故现已改称为血管性痴呆，泛指由于脑血管病变导致的痴呆。患者往往有一次或多次脑卒中史，发病急，病程呈波动性发展。其中，多发性梗死型痴呆患者初期表现有头痛，眩晕，一侧肢体麻木无力，日渐产生记忆力障碍，工作能力和社会适应能力下降，伴有失语、失认和失用现象。有时可出现幻觉、妄想或情绪障碍，多表现有忧郁、易激惹，晚期发展为痴呆。这类患者常常有局部神经系统症状和体征，如两侧脑循环不对称和一侧肢体的感觉、运动障碍等，脑CT可发现多个梗死灶。

而AD是一种中枢神经系统的退行性疾病，发病缓慢，病情呈进行性恶化。临床主要表现为发病开始即可有记忆障碍，不久生活能力逐渐下降。由于记忆力严重减退，思维、判断能力也受损害，对新事物接受困难，对原有的认识也模糊不清。常有性格改变，甚至道德观念的丧失，有时也可出现妄想及情绪障碍。晚期多完全失去生活能力或卧床不起，成为完全性痴呆。这类患者不伴有其他综合征及神经系统体征，脑CT仅发现脑萎缩性病变。

血管性痴呆与AD的具体临床鉴别参见表4-3。

表4-3　AD和血管性痴呆的临床鉴别表

项目	阿尔茨海默病	血管性痴呆
性别	女性多见	男性多见
发病年龄	较晚	较早
起病	较慢	较急
病程	进行性恶化	起伏性或阶梯性恶化

项目	阿尔茨海默病	血管性痴呆
人格保存	差	较好
强笑强哭	常无	常有
智能缺陷	全面性	非全面性
自知力	常无	常有
高血压史	常无	常有
卒中史	常无	常有
心脏疾患	常无	常有
局限性体征	常无	常有
CT 扫描	脑萎缩明显	中枢性脑萎缩常见
脑电图	弥散性异常、局限性阵发性活动少见	弥散性异常、局限性阵发性活动多见
心电图	常无异常	常有异常
糖耐量试验	常无异常	常有异常
高密度脂蛋白	降低	明显降低
脑脊液检查	常无变化	白蛋白增高

AD 与皮克病如何鉴别?

皮克病（Pick disease）又称脑叶硬化症、脑叶萎缩症、早老性痴呆、失语–识别力丧失–运动不能综合征。是一种罕见病，发病年龄多在40~60岁，女性多于男性，初期突出症状为行为障碍，患者少动懒散，对别人的日常生活如饮食、睡眠、衣着不留意，早期既可有个性改变，又可有记忆障碍。患者失去既往的机智，工作粗心大意，早期即可出现局灶症状，如失用、失读、失写或失认等。智能障碍主要是抽象思维困难，且有记忆力减退。其痴呆症状发展较迅速，病程较短，在一年至数年内多因继发感染或脏器衰竭死亡。本病在临床上与AD鉴别非常困难。皮克病的脑影像学检查以脑的局限性萎缩为主，而且两侧萎缩的程度常不对称，以额叶局限性萎缩最多见，偶见脑室扩大。显微镜下可见老年斑及神经元纤维缠结和Pick包涵体。AD与匹克病性痴呆主要鉴别点见表4–4。

表4-4　AD与皮克病的鉴别

		阿尔茨海默病	皮克病
精神症状	人格改变	出现较晚	出现较早
	记忆力	早期出现记忆障碍	记忆保持久
	计算力	早期衰退明显	早期尚保留
	幻觉妄想症状	常见	罕见，常见持续言语
	情感症状	焦虑、抑郁	淡漠，有时欣快
	意志活动	活动过多	主动性差，有时出现刻板动作
	自知力	早期尚保留	早期出现判断力和自知力减退
	Kluver-Bucy综合征*	晚期出现	早期出现
神经症	痉挛发作	常见	罕见
	失语、失用、失认空间定向	常有障碍	比较少见有障碍
	锥体外系症状	常见	少见
辅助检查	脑电图	早期α波就消失	α波为主要背景，α波幅降低
	头颅CT	弥漫性脑萎缩	额、颞叶的局限性脑萎缩
神经病理	神经纤维变化及颗粒空泡变性、老年斑	常见	少见，常见有神经细胞肿胀和Pick小体

注：* Kluver-Bucy综合征表现为口欲癖和贪食，有的患者把脱脂棉、纱布、糖纸等放在口中咀嚼，有的像儿童一样整天舔手指或衣袖，也有的患者表现为食欲亢进，捡拾或吞食肥皂、干燥剂等异物。

AD与克-雅病性痴呆如何鉴别？

克－雅病（CJD）又称为皮质纹状体脊髓变性病或亚急性海绵状脑病或传染性病毒痴呆病或早老性痴呆病，由Creutzfeldt和Jakob两位神经病理学家分别于1920年和1921年首先报道，故得名为CJD。朊毒体（Prion）学说认为，其病原与疯牛病有关，此病是人类最常见的海绵状脑病，属于致死性的神经退行性疾病，呈世界性分布，但系统的检测只在一小部分国家中进行，因此，全球大多数地区的发病率还不清楚。本病潜伏期为1.5~10年，甚至长达40年以上。典型临床表现为进行性发展的痴呆，肌痉挛，小脑共济失调，运动性失语，并迅速发展为半瘫、癫痫，甚至昏迷。患者最终于发病1年内死于感染或中枢神经系统衰竭。海绵状脑病的病理学特征是该病重要诊断依据之一。脑电图可出现典型的散发型CJD样波型（约每秒出现1次的三相周期性复合波），MRI质子密度相出现双侧丘脑后结节部高信号，对该病有诊断意义，患者的扁桃体活检阳性，但不应作为常规检查，此外，脑脊液检查可见14–3–3蛋白阳性。

AD与帕金森病如何鉴别?

帕金森病（Parkinson disease）是一种常见于中老年的神经系统变性疾病，多在60岁以后发病。主要表现为患者动作缓慢，手脚或身体的其他部分震颤，身体失去了柔软性，变得僵硬。最早系统描述该病的是英国的内科医生詹姆斯·帕金森，当时还不知道该病应该归入哪一类疾病，称该病为"震颤麻痹"。我国的旧教科书中也是这样描述该病，至今仍有相当多的医生仍在沿用这个名称。

该病临床以震颤、肌强直、运动减少、姿势异常为特征，最常见的是患者主诉"感觉肌肉僵直，写字越写越小"，该病可出现人格改变、智力障碍、精神病表现等。其智力障碍的特征为记忆力、理解力、判断力、计算力降低，始动性差，即帕金森病痴呆，通常运动障碍发生于智能障碍之前，服用左旋多巴制剂后症状改善明显，临床上不难鉴别。

AD与亨廷顿病如何鉴别?

亨廷顿病，又称大舞蹈病或亨廷顿舞蹈症（Huntington disease, HD），是一种常染色体显性遗传性神经退行性疾病。该病由美国医学家乔治亨廷顿于1872年发现，因而得名。主要病因是患者第四号染色体上的Huntington基因发生变异，产生了变异的蛋白质，该蛋白质在细胞内逐渐聚集在一起，形成大的分子团，在脑中积聚，影响神经细胞的功能。一般患者在中年发病，表现为舞蹈样动作，随着病情进展逐渐丧失说话、行动、思考和吞咽的能力，病情大约会持续发展10~20年，并最终导致患者死亡。该病临床主要表现：情绪异常，变得冷漠、易怒或忧郁；手指、腿部、脸部或身体出现不自主动作；智力减退，判断力、记忆力、认知能力减退。一般来说，导致患者死亡的原因是因为突然跌倒或者感染其他并发症。该病智能减退的发生通常非常隐袭，首先出现的症状是工作效率降低，对日常事务不能很好地处理。认知缓慢，智能损害和记忆障碍在舞蹈症状出现后立即明显起来，没有失语和失认。注意力和判断力进行性受损，解决问题的始动性差，计算能力、近事记忆力及手眼协调能力较差。抑郁症状极常见，亦可有人格障碍，神经症状即为舞蹈样运动，少数患者肌强直也常见。因该病为家族显性遗传性疾病，根据家族群集发病及临床特征很容易鉴别。

AD与路易体痴呆如何鉴别？

路易体痴呆（dementia with Lewy body, DLB）是一种脑变性疾病，由Okazak（1961年）首先描述，可能是一种异质性疾病，此病未载入国际疾病分类第十次修订本（ICD-10）及美国精神疾病分类与诊断标准第4版（DSM-4），目前被收录在美国精神疾病分类与诊断标准第5版（DSM-5）的路易体病中。该病临床和病理表现上重叠于帕金森病和AD之间，以波动性认知功能障碍、持久的注意障碍、视空间障碍以及视幻觉和帕金森病为临床特点，以路易体为病理特征的神经变性疾病，其病因及发病机制不清，包括弥漫性路易体病、路易体痴呆和阿尔茨海默病路易体型3种。尸检报道证实，DLB在痴呆患者中占15%~20%，在脑退行性病变所致的痴呆中，其发生率排在第二位，仅次于AD。病理组织学特征为大脑皮质Lewy小体（LB）。一般来说，男性多于女性，且预后差，病程3~8年。临床上若患者主诉"反复跌倒，或晕厥，或短暂意识丧失，或患者对神经安定剂敏感，或反复出现其他形式的幻觉"，而临床上又未发现脑卒中的局灶性神经系统体征或影像学证据及其他可能导致类似临床症状的躯体疾病，应高度怀疑本病。此外，头颅MRI冠状扫描显示，路易体痴呆患者的颞叶萎缩不明显，阿尔茨海默病患者的颞叶内侧萎缩，有助于鉴别。路易体痴呆早期脑电图多正常，少数背景波幅降低，可见2~4Hz周期性放电、颞叶α波减少和短暂性慢波。睡眠脑电图出现快速眼动期异常对诊断有一定价值。

什么是正常压力脑积水?

正常压力脑积水又称正常颅压脑积水、低压力脑积水、隐性脑积水或脑积水性痴呆,是一种脑室虽然扩大而脑脊液压力正常的交通性脑积水。其颅内压在病程中有波动,可以有增高也可以有缓解。该病病程多为亚急性,其病因多为蛛网膜下腔出血、颅脑外伤、颅脑手术及脑炎、脑膜炎所造成的粘连,使脑脊液吸收发生障碍而形成的脑积水,多在疾病后数月或数年发生。该病表现除智能障碍外,常常早期就出现步态不稳、动作与思维迟缓及尿急与尿失禁。因其脑压正常,故很少有头痛。腰椎穿刺显示,脑脊液压力在 1765.23Pa(180mmH$_2$O)以下。X线造影检查或CT、MRI脑扫描显示脑室系统扩大。该病早期表现为记忆力减退,容易与AD混淆,但根据病史及影像学检查,一般容易甄别。

什么是麻痹性痴呆?

麻痹性痴呆(paralytic demantia)是由梅毒螺旋体侵犯大脑实质而引起的慢性脑膜脑炎,为神经梅毒最严重的一种类型。可逐渐发生躯体技能减退和日益加重的智能损害和人格衰退,最终导致痴呆和神经麻痹,故称麻痹性痴呆。因病情逐渐进行,又称为进行性麻痹或全身麻痹。该病早期以神经衰弱综合征最多见,其次为性格改变,思维迟钝,智能障碍,情绪抑郁及低级意向增加。进展期以日趋严重的智能及人格障碍为主,常表现为知觉、注意、记忆、计算、思维等智能活动的衰退,性格改变、不守信用、不负责任,行为轻浮、放荡不羁,自私、吝啬、挥霍、偷窃或违反社会道德,幻觉妄想状态,情绪易激惹或强制性哭笑。晚期则痴呆日重,情感淡漠、意向倒错、本能活动亢进。神经体征有阿-罗瞳孔,视神经萎缩,吐字不清或单调脱节,书写障碍,睑、唇、舌、指震颤,感觉性共济失调与锥体束征;癫痫样发作,大小便失禁或尿潴留和便秘等。血与脑脊液康华反应强阳性,脑脊液蛋白与白细胞增多,胶金试验呈麻痹型曲线。现常用的血清和脑脊液梅毒试验有:USR(unheated serum reagin)试验、VDRL(veneral disease research laboratory)试验、荧光梅毒螺旋体抗体吸附试验

（FTA–ABS test）和梅毒螺旋体停动试验（TPI test），后两者特异性极高。脑电图示弥漫性高波幅慢波。该病在中华人民共和国成立前相当多见，之后因国家取缔娼妓并加大驱梅防治工作，改变社会风尚，该病基本绝迹。但近年来出现部分散发病例，需要引起警惕。

AD和代谢性疾病所致的痴呆如何鉴别？

临床上有一些代谢性疾病也会导致痴呆，因此应注意鉴别，常见的能引起痴呆的有甲状旁腺功能减退、肾上腺皮质功能亢进、尿毒症性脑病、慢性肝功能不全。甲状旁腺功能减退的临床表现为疲乏无力，情绪不稳，易激动及心境改变，有明显的社会退缩，注意力不能持久，记忆力减退，判断力差，如不及时治疗则发展为器质性痴呆，有手足抽搐症，癫痫发作。肾上腺皮质功能亢进亦称库欣病，躯体症状及体征为满月脸、水牛背，腹部及大腿皮肤紫纹，还有精神症状及智能减退的表现，患者情感淡漠、软弱无力，记忆力、注意力、判断力及抽象概括思维能力差，随着病情的加重，痴呆也越来越明显。尿毒症性脑病表现为疲倦无力，迟钝无欲，记忆力减退，注意力不能集中，思维贫乏，个性改变，病情加重可出现昏迷、严重痴呆。慢性肝功能不全脑病的临床表现为注意力散漫，记忆力减退及工作效率降低，领会迟钝，反应缓慢，言语减少，以后逐渐发展为昏迷、严重痴呆，依据如上躯体症状及神经系统症状和体征较易诊断。

AD与老年人谵妄如何鉴别？

老年人谵妄是由脑干网状激活系统的功能障碍引起。谵妄经常发生于老年人，常由脑外疾病，如多种躯体疾病、感染、缺氧、低血糖、电解质紊乱、药物或酒精戒断、感觉或睡眠缺失、不能活动，或发热所引起。谵妄常伴有不同程度的记忆力、定向力障碍，容易与AD混淆。

谵妄常急骤起病，有时可见某些前驱症状，如焦虑、恐惧、对声光敏感、失眠、噩梦等。认知障碍可出现轻度感知迟钝、理解困难、意识模糊、谵妄，直至昏迷。早期呈现注意力无法集中与构思困难，随之出现推理逻辑障碍，思维零乱、联想减少、理解和回忆减退。通常其时间及地点定向最易受损。轻度谵妄时往往只有时间定向的丧失，除严重谵妄外，一般尚保持对人物的定向。感知障碍以视觉性错觉和幻觉为常见，内容多呈恐怖性。与此同时，还可结合患者性格变化进行判断，患者可出现历时短暂、片断的被害妄想和相应的情绪和行为反应。生动梦境和梦呓样状态，亦为常见。认知障碍常呈昼轻夜重的波动，某些患者的谵妄仅于夜间出现，白天清醒时间缩短，呈现困倦和嗜睡，而夜间则见清醒，并出现激动不安，表现为正常睡眠-清醒周期被打乱或甚至颠倒。患者的精神运动性行为可以减少或增多，他们可能处于嗜睡、呆滞、少语、动作减少，甚至呈亚木僵状态，幻觉和错觉不突出（活动过少型），多数呈现骚动不宁、高声乱语、丰富错觉和幻觉（活动过多型）。患者可从少动安睡状态，突然转入兴奋骚动状态，但若激越谵妄患者突然变得安静嗜睡，则应警惕其本身内科疾病的恶化，可能是陷入昏迷的前奏。在幻觉妄想的支配下，有时可出现危险的攻击或逃避行为，可能导致意外事件的发生。

谵妄状态一般可持续5~7天，若给予恰当治疗，病情能够得到控制。如基本病情继续发展，未予控制，则可继发昏迷、死亡或残留遗忘-痴呆综合征。因此应注意与AD的鉴别，以免因小失大，贻误病情。

何谓皮质型痴呆与皮质下型痴呆？

近年来，中外学者根据发生痴呆病变部位的不同，将痴呆分为皮质型和皮质下型。所谓皮质型痴呆是指因大脑皮质受损，退化变性或弥漫性萎缩而导致的痴呆，临床称为典型痴呆综合征。其主要表现有失语、失算、失用、失认、失读、失写及遗忘等，如AD。

皮质下型痴呆是指大脑皮质功能基本健全，而因皮质下脑深部结构（包括丘脑、基底节和脑干的红核和黑质，小脑，脑室周围和半卵圆中心白质等）及其间的白质联系纤维受损而引起的痴呆。临床以认知缓慢、情感障碍及伴有运动功能失调为特点。皮质下型痴呆的常见疾病有帕金森病，威尔逊病，亨廷顿舞蹈症、胼胝体、第三脑室、丘脑、基底节及额叶皮质下肿瘤等。还有各种脑血管病如宾斯旺格病、多发性脑梗死、腔隙状态及椎-基底动脉缺血等亦常导致皮质下型痴呆。

此外，还有不少痴呆，无论是在临床上还是在病理上都同时波及皮质与皮质下，例如帕金森病痴呆，很难单列于皮质或皮质下型痴呆，而且即使以皮质型痴呆为特点的AD，晚期也常合并锥体外系症状，病理上除皮质萎缩外，皮质下白质也有萎缩。由此可以看出，企图将所有的痴呆用皮质型和皮质下型全部包揽是比较困难的。

皮质型痴呆与皮质下型痴呆的临床特征鉴别见表4-5。

表4-5 皮质型痴呆与皮质下型痴呆的临床特征鉴别表

临床表现	皮质型痴呆	皮质下型痴呆
外貌	机敏、健康（常较实际年龄轻）	异常（虚弱、多凌乱、沉默）
活动能力	正常	异常（缓慢）
姿势	站立	失常（弯腰、曲背、过伸、扭曲）
步态	正常	异常（跳跃、共济失调、慌张步态）
运动	正常	异常（震颤、舞蹈、肌张力障碍）
口齿	正常	异常（构音障碍、音弱）
言语	异常（命名性失语、言语错乱）	正常
识别力	异常（不能应用知识）	差（低于正常）
记忆力	异常（学习障碍）	健忘（复忆障碍）
空间视觉	异常（结构障碍）	不关心（由于运动问题）
情感状态	异常（无欲、注意力丧失）	异常（无欲、主动性缺乏）

AD与宾斯旺格病如何鉴别？

宾斯旺格病（Binswanger disease, BD）又称皮质下动脉硬化性脑病（SAE）、进行性皮质下血管性脑病，是血管性痴呆的特殊类型。临床上多亚急性或缓慢起病，进行性加重，为老年人在脑动脉硬化基础上，大脑半球白质弥漫性脱髓鞘性脑病。本病最常见的症状为精神症状，部分患者甚至以精神症状为起病的主要症状或唯一症状，多数患者在早期即出现精神症状。临床上很常见，CT室也经常做出这个诊断，但临床上不能轻易下

"皮质下动脉硬化性脑病"的诊断，一定要结合临床特点，不能单纯根据CT、MRI确诊。

BD临床诊断的6条标准如下。

（1）有高血压（或血压不稳定）病史的中老年人。

（2）认知障碍是必须具备的条件，而且是心理学测验所证实的。

（3）多数潜隐起病，逐渐进展加重。极少数可亚急性发病。也可呈台阶状发展，可有数月乃至数年的稳定期或暂时好转。典型者临床表现为高血压、卒中发作史、慢性进行性痴呆三主症。

（4）必须有积累出现的神经体征：如运动、感觉障碍或仅有腱反射亢进病理征阳性。中、后期可有或可无帕金森病、假性球麻痹等，个别患者伴有尿失禁或癫痫发作。

（5）影像学标准（CT与MRI诊断标准具备其中任何一项即可）：

CT标准：①必须显示较对称的脑室周围白质广泛融合的大片状低密度影，且边界欠清。②脑室周围白质明显萎缩及双侧脑室不同程度扩大。③常见（也可不见）基底节区单发或多发性脑梗死或腔梗。

MRI标准：①必须是侧脑室前角、后角及体部周围均显示对称性月晕状大片长T1、长T2异常信号，较CT显示更清楚，白质异常面积更大。②脑室周围白质明显萎缩及双侧脑室不同程度扩大。③常见（也可不见）基底节、丘脑、脑干的腔梗及脑梗死灶。

（6）排除标准：排除AD、皮克病、无神经系统症状和体征的脑白质疏松症及其他多种类型的特异性白质脑病等。应特别注意到，当伴有脑梗死灶或脑出血陈旧病灶时切记另行诊断。

一般来说，根据BD有持续性高血压、卒中样发作、亚急性进展的局灶性神经损害及白质低密度区、基底节区多发梗死等可以与AD鉴别。

什么是长谷川痴呆量表？

长谷川痴呆量表（HDS）是日本学者长谷川于1974年编制的一个简易痴呆量表，用以测定智力，检查老年人是否患了痴呆。该量表设计了11项内容，评分简单，不受文化程度影响，敏感性和特异性较高，是筛选AD较理想的工具，对痴呆的早期诊断很有帮助。该量表于20世纪80年代初被引入我国，因其操作方便，中日两国文化背景相仿，经我国学者修订后，已适合中国国情，故在我国应用比较多，可以说是目前国内应用最广泛的量表。长谷川痴呆量表（HDS）虽只有11项，但包括了常识、识记、记忆、计算和定向5个方面的测试，总分为32.5。分值>30.2为正常，30.5~22为亚正常，21.5~10.5为可疑痴呆，10~0为痴呆。在实践应用中发现，只有严重痴呆才会在10分以下；实践应用还发现，本表用于测试健康人的得分与受教育程度有关，即受教育程度越低得分越少。因此，用HDS评定是否患有痴呆，对不同文化程度的被试者标准应该有所区别，不要完全用上述得分标准轻易地下诊断。

什么是常识-记忆力-注意力测验？

常识-记忆力-注意力测验（information-memory-concentration test, IMCT）又名Blessed痴呆量表，由Blessed等于1968年编制，是一种常用的筛查认知功能缺损的短小工具。主要检查近记忆、远记忆和注意力，这些能力常在AD早期即受累，测验敏感性较好。经改良的中文版共25项，涉及常识、定向、记忆、注意。其中10项与简易智力状态检查量表（MMSE）完全一样。

什么是韦克斯勒智力测验？

韦克斯勒智力测验（Wechsler Intelligence Scale）是由美国心理学家韦克斯勒所编制，是继比内-西蒙智力量表之后为国际通用的另一套智力量表，能较全面地反映认知功能。共有11个分测验：知识、领悟、算术、相似性、数字广度、词汇、数字符号、图画填充、木块图、图片排列和图形拼凑，分别归入言语量表和操作量表。该量表适用于16~65岁成人，对AD的早期诊断有一定帮助，但临床上操作费时，对主试者要求较高，必须是经过系统培训的具有国家心理测验资质的人员才能操作，临床上常采用二合一、三合一、四合一等简式测验，操作比较简便，可以根据不同情况选择。

什么是韦氏记忆量表测验?

韦氏记忆量表（Wechsler Memory Scale，WMS）及其中国修订本用以反映受试者记忆功能的概况和各方面记忆的特点。分甲、乙两个平行版本，由7个分测验组成，在我国的修订本中又增加了3个分测验。主要测查长时记忆、时空定向、注意力、短时记忆、图形视觉记忆、图画视觉记忆、语言联想记忆、触知和空间知觉记忆和言语理解记忆等。该测验能够全面评估AD的认知功能，对AD的早期诊断和鉴别诊断相当敏感。与韦克斯勒智力测验一样，该测验对主试者要求高，适用于临床科研及药物评估。

什么是临床记忆量表?

临床记忆量表是我国自行设计、编制的第一个记忆量表，适合我国国情，具有自己的特色。1984年由中国科学院心理研究所许淑莲、吴振云和孙长华设计编制，量表经过标准化，信度、效度检验合格，已建立20~89岁（包括有文化和无文化两部分）、15~19岁和7~14岁3组常模。可供临床、科研和教学工作使用。该量表常模的年龄范围宽，7~89岁均可使用；备有性质相同、难度相当的甲、乙两套材料，可供前后比较用；建立有文化和无文化两部分常模，适合我国国情；兼有心理测验和实验心理学方法特点。该量表主要应用于临床记忆障碍的诊断，疾病康复疗效的评定，药物效果的评价，教育领域学习、记忆能力的评估，还可应用于儿童、少年、成年人及老年记忆的研究，对AD的诊断及疗效的评估有帮助。

什么是日常生活能力评定量表?

日常生活能力评定量表（Activity of Daily Living Scale，ADL），是由美国的Lawton和Brody于1969年编制。由躯体生活自理量表（Physiscal Self-Maintenance Scale，PSMS）和工具性日常生活活动量表（Instru-mental Activities of Daily Living Scale，IADL）组成。主要用于评定被试者的日常生活能力。ADL共有14项，包括两部分内容：一是躯体生活自理量表，共6项：

上厕所、进食、穿衣、梳洗、行走和洗澡；二是工具性日常生活活动量表，共8项：打电话、购物、备餐、做家务、洗衣、使用交通工具、服药和理财。评定结果可按总分、分量表分和单项分进行分析。总分<16分，为完全正常；>16为分有不同程度的功能下降；最高64分。单项分1分为正常，2~4分为功能下降。凡有2项或2项以上≥3分，或总分≥22分，为功能有明显障碍。

该量表国内由何燕玲等修订，量表分为20个项目。总分最低为20分，说明社会和生活功能完全正常。如果需要单项能力分析，可分为两级：1分为正常，2~4分为功能下降。如果20项中有2项以上功能丧失，或总分>26分，则考虑患者日常生活能力有障碍。该量表项目细致，简明易懂，比较具体，且便于询问。评定采用计分法，易于记录和统计，非专业人员亦容易掌握和使用。

何燕玲等修订的日常生活能力评定量表见表4-6。

表4-6　日常生活能力评定量表（ADL）

注意：1.自己完全可以做；2.有些困难；3.需要帮助；4.根本无法做。
请圈上最适合的情况。

内容	评分			
1.使用公共车辆	1	2	3	4
2.步行外出	1	2	3	4
3.做饭	1	2	3	4
4.做家务	1	2	3	4
5.吃药	1	2	3	4
6.吃饭	1	2	3	4
7.穿衣	1	2	3	4
8.梳头、刷牙等	1	2	3	4
9.洗衣	1	2	3	4
10.室内行走	1	2	3	4
11.上下楼梯	1	2	3	4
12.上下床，坐下或站起	1	2	3	4
13.提水	1	2	3	4

续表

内容	评分			
14. 洗澡	1	2	3	4
15. 剪指甲	1	2	3	4
16. 购物	1	2	3	4
17. 定时去厕所	1	2	3	4
18. 打电话	1	2	3	4
19. 处理自己钱财	1	2	3	4
20. 独自在家	1	2	3	4

什么是哈金斯基缺血指数量表？

哈金斯基缺血指数量表（Hachinski Ischemic Scale, HIS）是1975年由Hachinski制定的主要用于血管性痴呆和AD的鉴别诊断量表。Rosen曾对量表的计分做了修改，称为"改良的局部缺血性量表"。HIS由13个项目组成，来源于临床实践经验。需要综合病史、症状、体征和辅助检查结果等内容进行综合评定。此量表鉴别两种疾病，敏感度可达到90.0%，特异性98.8%。哈金斯基缺血指数量表见表4-7。

表4-7 哈金斯基缺血指数量表

类别	记分
（1）突然起病	2
（2）阶梯式恶化	1
（3）波动性病程	1
（4）夜间意识混乱	1
（5）人格相对保存	1
（6）抑郁症状	1
（7）躯体疾患	1
（8）情感脆弱	1

续表

类别	记分
（9）高血压史	1
（10）卒中病史	2
（11）动脉粥样硬化	1
（12）局限性神经症状	2
（13）局限性神经体征	2

本量表广泛应用于血管性痴呆的诊断和鉴别诊断，特别是在痴呆确诊以后，在区别AD与血管性痴呆上有很大的指导意义。

（1）HIS≤4分除外血管性痴呆，根据症状可诊断为AD。

（2）HIS＞4分为血管性痴呆，如≥7分则更符合血管性痴呆，尤以表4-7中的（3）（4）（12）项区别价值大。

什么是波特-桑切记分法？

波特-桑切（Portera-Sanchez）记分法是Portera和Sanchez对HIS进行改进，即保留5项主要临床内容，再加脑电图和CT扫描，并改进记分法，以3分以下并根据症状可诊断为AD，6分以上为血管性痴呆。波特-桑切记分表见表4-8。

表4-8　波特-桑切记分表

类别	记分
急性起病	1
局灶性运动障碍	2
锥体束征	1
高血压史	1
卒中病史	4
脑电图局灶慢波	1
CT 局灶性萎缩	2

如何应用天平法鉴别AD与血管性痴呆？

松下正明等应用天平法作为AD和血管性痴呆的鉴别诊断方法。图4-1中各项凡不存在者计0分，存在而显著者计1分，症状明显者计2分，统计总分天平倾向右侧者为AD，倾向左侧者为血管性痴呆，接近水平者为混合型痴呆。天平法具体内容参见图4-1。

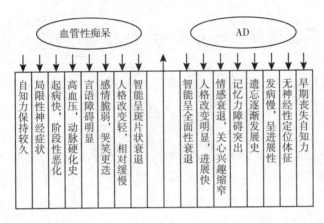

图4-1　天平法鉴别AD与血管性痴呆

美国阿尔茨海默病注册登记联盟（CERAS）全套神经心理测验如何评定AD？

美国阿尔茨海默病注册登记联盟（CERAS）全套神经心理测验于20世纪80年代后期制定，用于AD的诊断，有常模数据。由以下项目组成：①言语流畅性测验。②Boston命名测验。③词语学习。④结构测验。⑤Shipley-Hartford单词表。⑥词语配对联想学习测验。⑦Nelson成人阅读测验（用于评估病前智力功能）。⑧连线测验A与B。⑨手指敲击测验。⑩画钟测验。该套测验较详尽地评估全部的认知功能领域，国外有很多有关此套评定工具的研究论文。

世界卫生组织老年成套神经心理测验包括哪些内容？

世界卫生组织老年成套神经心理测验（World Health Organization-battery

of cognitive assessment instrument for elderly, WHO–BCAI）由听觉词汇学习测验、分类测验、语言测验、运动测验、视觉辨认功能测验、数字连线测验和结构能力测验7项分测验构成。其特点是专门针对老年人编制，难度适中，适用于不同国家和文化背景的老年人。国内由上海市精神卫生中心老年科引进并完成了中国常规模型的制定。经临床应用，其诊断AD的敏感度为85.7%，特异度为92.8%。

什么是阿尔茨海默病评定量表–认知部分？

阿尔茨海默病评定量表–认知部分（ADAS–cog）由Rosen等于1994年修订，用于评估AD的认知功能，既可协助诊断，又可评价疾病的进展。ADAS–cog含12个项目：①单词回忆测验。②物品和手指命名。③执行命令。④画图。⑤习惯性动作的完成。⑥定向。⑦单词再认测验。⑧对试验指令的记忆。⑨语言。⑩语言理解。⑪找词。⑫注意力。它最早在治疗AD的药物临床试验中作为评价病情进展与药物疗效的工具，目前主要用于AD药物疗效的评估。国内王华丽等引进并进行了修订，已形成我国中老年人的常模。

如何评定AD患者的精神及行为症状？

阿尔茨海默病病理行为评分表（BEHAVE–AD）是由Reisberg等于1987年制定的，用于评定AD患者非认知行为障碍，是一个比较简短的量表，包括症状评定和总体评定两部分。症状部分含25个症状，归为7类，即偏执和妄想、幻觉、攻击、活动异常、昼夜节律紊乱、情感障碍、焦虑和恐惧。总体部分评定精神行为症状的严重程度。编制时借鉴了简明精神病评定量表（BPRS）、汉密尔顿抑郁量表（HAMD）的内容。该量表能比较全面、有效地评定AD患者的行为和精神症状，目前在国际上已被广泛采用。国内进行了中文版本的信度和效度研究，重测信度为0.96，与BPRS相比的平行效度为0.475。

什么是Cohen-Mansfield激越问卷?

Cohen-Mansfield 激越问卷（CMAI）主要评价患者的激越行为，共评定29个与激越有关的行为症状的发生频率，评定的时间段是过去2周，按7级评分。国内信度和效度研究也表明，中文版的信度和效度较好，在临床用药及科研上经常应用。

卡明AD调查表内容有哪些?

卡明（Cumming）AD调查表的内容见表4-9。

表4-9　卡明AD调查表的调查项目和评分标准

调查项目		评分标准		
		0分	1分	2分
脑功能	记忆	正常或通过提示能改善的遗忘	能记住3个字中的1~2个，自发性的，提问对部分记忆有所帮助	失定向，3分钟内不能记住3个字，提问对回忆无帮助
脑功能	视觉空间	正常或笨拙描画，轻度歪曲	变平、缺失、歪曲	无组织，不能辨认出所临摹的模式
脑功能	认知	正常或复杂抽象和计算障碍	不能概括简单谚语，对算术问题有困难	不能解释较简单的谚语或成语，失计算
脑功能	个性	抑制或抑郁	一定的忧虑	迟钝或漠不关心，激动不常见
语言运动功能		缄默严重，构音不全	缓慢，失音，低语音	正常
心理运动		缓慢，反应的潜伏期长	反应犹豫	正常，正确反应
速度	姿势	不正常，屈曲，伸直或歪斜	前伏或轻度歪斜	正常，正直
速度	步态	不全偏瘫性、共济失调性、失用性或多动性步态	曳足，多动性	正常
动作		震颤，少动，强直或舞蹈	不正常，协同性差	正常

如何应用卡明AD调查表？

该调查表给异常智力功能和正常运动功能以最高分。总共10个参数，5个测试智力，5个测试运动功能，每项有0、1或2分。无并发症的AD患者能得最高20分。智力功能部分最可能区分AD和其他原因引起的痴呆，包括记忆、语言、视觉空间技能、认知和个性。运动功能的观察和评分，包括言语、心理运动速度、姿势、步态和不自主运动障碍。卡明AD调查表不是传统地反映严重性增加或减轻的量表，而是通过10个分量表提供一个轮廓，最高评分说明典型的AD特征，最低评分说明与AD有很大的偏离。

卡明AD调查表项目和评分标准是怎样的？

卡明AD调查表项目和评分标准如下。

（1）记忆：普遍同意AD病程早期就有记忆障碍，记忆障碍也是所有现代AD的诊断标准的一部分。以对时间和地点定向障碍（不能学会日期和地点）和3分钟内不能记住3个无关的字来判定严重的记忆丧失，得调查表中的2分。正常记忆和在提示后能立即改善的遗忘，得0分。在提示下仅部分改善记忆障碍，给予1分。现代神经心理学研究显示，AD患者对提示反应甚差，而正常老年人和许多非AD的患者则通过提示或当测试从回忆变成再认识时，即有改善。

（2）语言：与记忆障碍相比，对AD的失语症注意的较少，同时绝大多数已制定的诊断方法中失语是一种选择性标准。最近的研究发现，失语症是AD常见的特征，应作为诊断特征之一。AD的自发口语具有空洞性，缺乏特定内容的字，并多使用无肯定关系的字（如他们、东西、它）。进行性命名和理解减退，而复述相对比较好，错语性错误变得常见。失语症是AD特征的症状，但在其他原因的痴呆中不常见。因此，这种异常口语成为在卡明AD调查表中最有效的鉴别性症状之一。失语可见于其他痴呆综合征，可AD特殊的经皮质失语症型是罕见的。在卡明AD调查表中正常语言功能获得0分，命名错误得1分，表现为流畅性口语性失语、命名异常、错误和缺陷性理解得2分。

（3）视觉空间技能：视觉空间缺失也在AD病程早期就明显出现，并随病情进展而加重。患者容易迷路，穿衣服困难和不能临摹图形。卡明AD调查表中要求患者临摹图形，如圆形、五边形。正常和笨拙临摹或轻度变形得0分，中度临摹障碍伴有三维图形变平、缺失或歪曲得1分，严重无组织地不能认出所临摹图形得2分。AD患者有严重的视觉空间缺失，他们不能做结构性作业、连线测试和难以完成韦氏成人智力量表中操作性分测试。其他痴呆障碍可以损害视觉空间的能力，但其障碍程度没有AD那样严重和普遍。

（4）认知：像视觉空间缺失一样，认知异常在AD早期就出现。AD患者不能完成计算技能的测试和不能抽象地解释谚语。正常的计算的抽象能力得0分，对复杂算术问题和简单的谚语解释有困难得1分，失计算、失去理解简单的谚语或成语的能力得2分。

（5）个性和行为：AD中个性的改变与智力减退同时发生。患者逐渐变得漠不关心、糊涂和不认真；丧失远见，患者不能制订未来的活动计划；尽管他们有明显的智力缺陷，但并不忧虑；情感表达和不稳定性和激动性是常见的，但抑郁是罕见的，如有，亦仅在病程的早期出现。冷淡而漠不关心的行为是AD最具特征性的，评2分；相应的忧虑得1分；抑郁或其他个性的明显改变为0分。

（6）运动功能：与智力衰退相反，运动功能在AD后期以前是正常的，在AD后期，由于肌肉进行性强直和四肢屈曲导致平衡丧失，行为障碍和最后不能动；心理运动速度、姿势、步态和共济运动在AD后期以前仍保持正常，但在许多非AD患者中可见运动障碍、不正常的步态和姿势及心理运动迟缓。同样的，构音不全不是AD的典型症状，也可见于许多非AD患者，其中异常运动功能包括发音和发音清晰度。

伴有严重痴呆的AD患者可见到强直和少动，在疾病中期的后期常可见到肌阵挛，但系统研究证明在多数临床病程中运动功能是保持正常的。这样，卡明AD调查表中正常步态、姿势、共济运动速度、言语是AD的特征，每项获2分。当上述各项不正常时获0分或1分（重度不正常为0分，中度不正常为1分）。

治疗篇

- ◆ 为什么AD需要心理和行为干预?
- ◆ 如何进行心理和行为干预?
- ◆ 如何进行家庭心理干预?
- ◆ 认知刺激疗法对AD有何作用?
- ◆ 如何对AD患者进行回忆疗法?
- ◆ ……

为什么AD需要心理和行为干预？

在AD的进程中，会出现与痴呆伴发的行为与精神症状。疾病早期，AD患者除了近事记忆差外，还会伴有情感方面的异常表现：淡漠、对新事物缺乏兴趣、动机缺乏、与家人亲友的交流减少，显得自私。此时患者虽有情感淡漠，但是当意识到自己的记忆力日渐下降，生活工作能力逐渐丧失时，会出现一系列反应，如失眠、紧张、焦虑或抑郁等症状，少数患者可能出现情绪不稳，易激惹或攻击性等表现。有些有自知力的患者，在确诊了AD后，会出现情绪的低落，心灰意冷，怕别人知道会嘲笑他；不敢出门，怕走丢了给家人带来麻烦，甚至出现一些悲观厌世的言行。有些时候，AD患者因为认知功能的逐渐减退，和家人及照顾者之间的交流出现障碍，此时家人及照顾者的表现和反应会对AD患者的心理产生很大的影响，不良的情绪反应可以严重伤害老年患者的自尊，使其感到挫折，甚至应激。心理健康水平可以对认知功能产生影响，良好的心理素质能使老年人的智力功能保持在较好的水平。

如何进行心理和行为干预？

心理和行为干预应该先于药物治疗进行，可以通过以下几个步骤来准备实施：明确目标症状；确定为什么会产生该症状；该症状导致的结果是什么；决定采取何种措施来减少这种情况；计划其他的干预措施，以备第一种方法失败后可以立即采取。不同疾病阶段的患者的行为问题会有所不同，需要定期评估患者的认知水平和社会支持状况，对计划做出相应的调整。同时要详细了解患者既往的人格特征和主要的社会支持来源。与患者交流时要保持温和的语气和态度，调节环境的光、噪音和温度在一个恰当的水平，这样可以减少患者的激惹性。

心理和行为的干预方法可以包括心理疏导、现实定向治疗、验证疗法、回忆疗法、音乐治疗、艺术治疗、活动治疗及认知行为治疗等。

需要明确的是，这些方法的内容是有重叠的，在临床应用中也经常联合使用。

对于早期AD患者出现的抑郁、焦虑和失去自尊等情况，可采用现实定向治疗（24小时时间定向和地点定向）和回忆疗法（回忆过去的生活）。

对于中期AD患者出现的激越症状，可以采用验证疗法（关注患者的情感）。

对于晚期AD患者出现的激越症状可采用接触性治疗。鼓励患者参加文娱活动，如听音乐、跳舞、阅读等，可减轻患者的应激反应和不恰当行为。

此外，AD患者由于智能全面衰退，接受心理和行为干预比常人存在一定的难度，需要更多耐心和时间。

如何进行家庭心理干预？

AD的早期是患者心理变化最复杂的时期，老人常常为自己的头脑糊涂、记忆力减退等身心不适而十分苦恼，甚至悲伤抑郁，失去对生活的信心，这时最需要心理疏导，也是最容易获得治疗效果的时期。

对于患者的记忆障碍，亲友应该理解这是因为疾病引起的，不能嘲笑患者，对患者因易忘事而反复提问和要求的现象应该耐心倾听。对于患者的提问，应给予简单明了而又认真的回答，不要敷衍了事。在AD的早期可以根据患者的具体情况，鼓励其回忆往事，这是不断思考的一种最好的办法，逐渐强化他对以往的记忆，尤其是回忆一些趣事和让老人有成就感的往事。

对有语言功能障碍的患者应注意面对面的交谈，并要保持目光接触，讲话要慢，与患者的反应速度相应，言语要简单直接，对老人说出的不完整的话或想不起的事可以加以提示，帮助其进行有效的沟通，降低其挫败感。不要去纠正老人的一些错误说法或观念，不要与之争辩或质疑。注意进行语言功能训练，鼓励老人进行语言交流和学习。非语言的沟通（恰当的手势、微笑、温和的声音、温柔的身体接触）有助于传递情感。

AD患者注意力的保持同样受到疾病的影响，因此进行语言和记忆训练的时间不宜过长，10~20分钟即可。不要一直与患者谈话，有时候让他感到有家人陪伴就够了。

认知刺激疗法对 AD 有何作用？

认知刺激疗法（CST）是一种综合性的社会心理干预方法。它通过引导、辅助 AD 患者回忆评价往事，向患者提供目前的信息（如当前的时间、地点等），根据患者的认知水平与患者谈论其感兴趣的话题，或进行其感兴趣的活动，例如与患者做游戏、剪纸、读报纸、做简单的数学题等来改善患者的认知能力。AD 患者由于认知功能的损害，无法获得成功的体验，但部分患者尚存有回忆或重组过去经验的能力，通过他人的辅助、引导，主动回忆或重温既往成功经历，使其能够体验正向情感、心境，从而提高生活满意度，降低问题行为的发生。AD 早期的患者具有较强的学习能力，有针对性地采取行为训练，可以巩固或提高患者的某些日常生活能力。个性化的适合患者认知水平的认知刺激疗法能够提高患者的认知能力，改善患者的生活质量。

如何对 AD 患者进行回忆疗法？

回忆疗法是指对生命中经验的思考和与其他人分享一些体验，回忆疗法可以或多或少地唤起一个人对他或他生命中事件的记忆。回忆疗法经常通过用患者过去的照片、音乐、电影资料或其他资料完成。回忆疗法的目的是传递积极的情感（乐趣），建立一种新的关系，并且促进 AD 患者的自我意识。通过这种方法显示了长期记忆的存在，使患者的认可感和自尊得到了增强。回忆疗法的必要媒介是：交流、主动聆听、重视非语言交流，特别是对于言语困难或失语的 AD 患者。回忆疗法可以使患者较好地面对疾病，改善患者的行为、社交、自我照顾和动机等，可以加强对 AD 患者的情感行为治疗。回忆疗法可以根据患者的不同情况而进行灵活调整，比如一个重度 AD 患者也可以从聆听往事中获得愉快感。

如何对 AD 患者进行现实定向治疗？

现实定向治疗在 AD 的治疗中应用广泛。AD 患者经常出现定向力障碍和记忆缺失，而现实定向就是帮助患者减轻对所处的时间、地点和人物定向障碍的一种方法，提醒AD患者有关其自身和所处环境的相关事项。医护人员或照顾者要对患者采取友善的态度，为患者提供关于目前情况的信息，如患者是谁、目前在何处、个人身份、当前日期等，可提供时钟、日历、报纸、电视等工具；向患者介绍周围发生的事情，使其尽可能参与身边的事件。也可将患者分成若干小组，采用小组的形式。

经典的现实定向是由3部分组成。

第一，现实定向小组（少于6人）：固定每天基本训练时间、地点、人物定向，可以使用记号牌、布告或是其他辅助记忆装置来进行。

第二，非正式的定向程序：在这一过程中，每一个人都自然增加和其他AD患者之间的联系，同时经常给予患者定向信息，以支持和增加定向的行为。

第三，态度疗法：为了维持治疗效果，对所有参与者的态度和作用都应是一致的。

现实定向疗法对本人希望有现实定向力的患者是比较敏感的，可以明显改善患者的记忆力、定向力和与定向有关的行为。

如何对AD患者进行验证疗法？

验证疗法是用特殊的语言和非语言的交流技术建立和维持与AD患者的联系。这种方法试图改善AD患者的情感状况，主要目的是帮助定向力障碍的AD患者尽可能地减少焦虑，建立自尊心，减轻压力，调整生活，提高应对未解决的冲突的能力，减少药物的应用，改善言语交流，延缓病情发展以及改善行走和身体健康状况。可以在感情交流的基础上，调节AD患者的内心感受，其原理是依据移情和无条件尊重。验证疗法技术依赖疾病的阶段，更重视言语交流技巧的变化，治疗者应该努力理解隐藏于患者混乱的言语和行为中的意思，了解情感表达的意义比纠正患者的定向力更为重要。实际应用中，验证疗法包括通过重复和系统的语言表达，目光接触，观察肢体语言和情感表达，利用触觉功能以及配合音乐疗法和回忆疗法等。验症疗法可以增加患者的幸福感，减少负性情绪和行为障碍。

音乐治疗对AD有哪些改善？

音乐不仅是一种艺术，也是人们心理活动的产物，能形成一种心理动力，具有激起人们情感的功能，比其他艺术对人们情绪、情感的影响更迅速、更强烈。音乐治疗不依赖任何药物，是利用人与音乐的特殊关系改善人的健康状态，因此是一种理想的"自然疗法"。可以针对患者的不同心理和精神状况，使用不同音调与旋律进行调节，从而使患者精神愉快、心情舒畅。可以根据AD患者的病情程度、受教育程度、生活经历和个人兴趣爱好，参照患者出现的症状，制定不同的音乐治疗计划。

大部分的老年人熟悉中国民乐、地方戏曲、革命歌曲、当地民谣等，因此又可根据不同的治疗目的选用不同的场景。镇静安神需房间安静，光线不宜过强，宜选用舒缓的音乐来松弛神经和平静心情。振奋精神则选择让AD患者们集体合唱。治疗又可分为被动性治疗和主动性治疗，前者以播放收听为主，后者以培养患者的兴趣到熟悉歌曲，并逐步学唱歌曲为主。主动性音乐治疗的疗效优于被动性音乐治疗，因为由组织者带领患者演唱曲目，能激活患者的情感和兴趣，使患者变得易于接触，并可勾起其对过去生活的回忆，从而容易建立与周围人和环境的交流，逐步恢复信心。通过逐字逐句地歌唱，患者可以表达自身的感受，从而慢慢释放自己的情绪。此外，沟通和交流的增加，可使患者心情愉悦，改善情绪低落、焦虑等情感障碍，激越、冲动暴力等行为症状也会随之减少。

需要注意的是，所选乐曲要适应患者的心境，要了解患者对音乐的理解和兴趣，这样才能保证音乐治疗的质量。

活动治疗和艺术治疗对AD有何好处？

活动治疗可以运用在AD的各个阶段，以维持和改善患者的运动功能。活动的种类可以包括体育锻炼、舞蹈以及戏曲等。患者通过精神运动性治疗，可以改善社会行为，尤其是群体中的行为。适当的体育锻炼可以改善患者睡眠，白天的激越行为也会明显减少。活动治疗可以增加患者信心，改善其情绪，与音乐治疗联合使用的效果更好。

艺术治疗可以提供AD患者一个表达自我的机会。艺术治疗的方式方法可以多种多样，根据不同的情况或需要解决的问题，可以使用不同的形式，如绘画、雕刻、陶土，或是不同的工具，如彩笔、钢笔、蜡笔、毛笔、黏土、纸、水彩等。和语言表达不同，艺术表达可以激发患者的创造力，促使其自我表达，从而帮助患者处理矛盾情绪，有助于减少患者的孤独感，增加其自信心。

怎样应用认知干预来预防AD？

认知干预是近年来国外研究较多的防治老年人认知功能下降及AD的重要方法之一，认知干预的方式多种多样，可以包括社会生态学任务、Loci记忆法、推理训练、处理速度训练、角色扮演训练以及益智活动训练等。

（1）社会生态学任务包括故事回忆、人脸/名字记忆及地点回忆等。其中故事回忆和地点回忆，分别要求老人把所讲的故事、重要的街道在尽可能短的时间内回忆出来。人脸/名字记忆要求老人记住人脸和相应的名字后，给出人脸能说出相应的名字。此外还可进行工作记忆任务，包括顺叙数字、倒叙数字、图形记忆、词组记忆、数字运算等。

（2）Loci记忆法相对于其他记忆法更适用于不同的情况。首先训练老年人产生和保持视觉空间想象，然后指导他们将想象的场景和所要记的目标或名字结合起来。通过训练帮助他们在不同的日常生活中选择不同的记忆策略来改善记忆情况。

（3）推理训练包括识别一组文字或数字的规律，或理解日常生活模式（如处方药物的剂量等），是提高通过遵循一定的顺序、模式来解决问题的能力。在个人或小组训练中，教会老年人识别模式或规律的方法，并利用这些方法制定接下来的步骤。

（4）处理速度训练可以提高执行处理的速度，其重点是提高视觉观察速度和较快完成一个或更多任务的能力，可以通过逐渐增加给予信息的难度，同时减少给予时间来完成。老年人的知识程度与处理速度有很大的关系，因此可通过提高老人的知识素养来改善与年龄相关的记忆或处理能力的下降。

（5）角色扮演训练是由一系列难度逐渐增加的表演练习组成，要求老年人体会表演的本质，在戏剧特殊的情境中能全身心地体会所扮演角色的认知、情感及生理变化。训练老年人能够分析剧本、揣摩角色、掌握人物的性格特征、对话台词和相应动作，投入到表演中。如果老年人能在如此复杂的任务训练中做到协调一致，对于其处理现实生活问题会有积极的帮助。

（6）益智活动训练是根据老人的不同兴趣爱好，选择合适的活动进行锻炼，如军棋、象棋、围棋、扑克等棋牌类活动，或是听音乐、绘画、书法等。可以制作活动的时间表，有规律、定时定量进行锻炼。

认知干预是防治老年认知功能下降的重要方法，其短期有效性是肯定的。由于老年人躯体情况和认知功能存在差别，可以根据不同情况选择不同的干预方式。

AD药物治疗的目标是什么？

AD与大脑皮质和皮下神经元退化有关，其病因尚未完全阐明。到目前为止，治疗AD尚无根本性良策，缺乏能够完全预防、逆转、治愈AD的方法。目前常用的各种治疗方法都是基于病理、生化、遗传等研究所形成的理论和假设，取得了一定程度的进展。近年来，随着直接针对AD的大量基础和临床研究的开展，有效的药物治疗正逐渐成为可能。目前对这一类疾病的药物治疗主要从两大类症状入手，第一方面控制AD导致的行为和心理症状，第二方面治疗AD引起的认知功能和日常生活能力衰退。我们的治疗目标是尽可能推迟疾病的发生，延缓AD的发展和症状的进展加重，同时减少并发症的发生，改善患者的临床症状，提高患者的生活质量，使患者的寿命得以延长，同时最大限度地帮助其家人或看护者，减轻他们的身心负担，从而使患者的生活更加安全与舒适。

您知道治疗AD的药物发展史吗？

治疗AD的药物发展是一个漫长的过程。医学界从20世纪80年代开始对痴呆的治疗进行研究，当时使用双氢麦角碱（喜德镇）治疗轻、中度痴呆，用萘呋胺草酸盐治疗血管性痴呆和脑血管疾病，但这两类药物均未能提供特别的证据证明其有效性。随后90年代开始了对痴呆，尤其对阿尔茨海默病（AD）的药理学研究，开辟了胆碱酯酶（ChE）抑制剂治疗途径。第一个用于临床的药物是1991年开始试用的他克林，1993年美国食品与药品管理局（FDA）批准用于治疗轻、中度AD；第二个是1996年被批准用于治疗轻、中度AD的多奈哌齐（安理申）；第三个是2000年被FDA批准的重酒石酸卡巴拉汀（艾斯能）；第四个是2001年被FDA批准的加兰他敏；第五个是由我国自行研制的石杉碱甲（双益平），1994年被正式批准临床使用。近年来，改善AD认知功能的药物层出不穷。临床上最新的研究成果是关于痴呆与兴奋性氨基酸学说，其治疗药物是2003年开始使用的盐酸美金刚，为N-甲基-D-门冬氨酸受体的拮抗药物。除了治疗AD之外，在预防AD的药物研究方面也进行了一些工作，包括维生素E、司来吉兰登、银杏叶提取物等，也取得了一定的积极效果。

2019年11月2日，"九期一"获得国家药品监督管理局有条件批准上市，用于治疗轻度至中度阿尔茨海默病，改善患者认知功能，并于12月29日正式在我国上市。

AD药物治疗的基本原则是什么？

首先，必须记住老年人的肾脏排泄能力减退，肝脏代谢缓慢，用药时应从小剂量开始，小剂量增加，剂量增加的间隔时间相对要长。其次，老年人常患有各种躯体疾病，可能服用多种药物，故应注意躯体病和药物的相互作用可能影响药物的血浆结合、代谢和排泄。此外，药物的某些不良反应可能给AD患者带来很不利的影响，所以使用这类药物尤其要慎重考虑。如抗胆碱能药物的不良反应可能给同时患有心血管疾病、前列腺或膀胱疾病及其他躯体病的老年人带来较为不利的作用，特别是AD患者服用这类药物还可加重认知功能损害，导致意识模糊甚至谵妄。老年人的血管弹性降低，同时服用可引起直立性低血压的药物，如果是痴呆患者，则特别容易导致跌倒和外伤。具有镇静作用的药物可加重认知功能损害，使跌倒的机会增加，导致呼吸抑制，使睡眠呼吸暂停综合征的危险增加。鉴于上述原因，在药物的选择和应用上应周全考虑，治疗方案力求简化，服药方法简单可行，尽可能避免多种药物联用，必要时由专人负责监管其服药。

AD患者服药有哪些注意事项？

凡经医生诊断为AD的患者，无论病程长短，常常需要接受药物治疗，一般以口服给药为主。在家照料AD患者服药应注意以下几点。

（1）AD老人常忘记吃药、吃错药，或忘了已经服过药又过量服用，所以老人服药时必须有人在旁陪伴，帮助患者将药全部服下，以免遗忘或错服。

（2）对伴有抑郁症、幻觉和自杀倾向的AD患者，家人一定要把药品管理好，放到患者拿不到或找不到的地方。

（3）AD老人常常不承认自己有病，或者常因幻觉、多疑而认为家人给的是毒药，所以他们常常拒绝服药。这就需要家人耐心说服，向患者解释，必要时可以将药研碎拌在饭中服下，对拒绝服药的患者，一定要看着患者把药吃下，让患者张开嘴，看看是否咽下，防止患者在无人看管后将药吐掉。

（4）AD患者服药后常不能诉说其不适，家属要细心观察患者有何不良反应，以便医生及时调整给药方案。

（5）卧床患者、吞咽困难的患者不宜吞服药片，最好研碎后溶于水中服用。昏迷的患者要留置鼻饲管，由胃管注入药物。

治疗AD的药物有哪些类别？

目前常用的治疗AD的药物有以下几类。

（1）胆碱酯酶抑制剂，如他克林、多奈哌齐、加兰他敏、卡巴拉汀、石杉碱甲等。

（2）谷氨酸受体调控剂，如盐酸美金刚。

（3）脑代谢激活剂，如吡拉西坦、茴拉西坦、奥拉西坦等。

（4）脑循环改善剂，如阿米三嗪萝巴新、银杏叶制剂、尼麦角林等。

（5）抗氧化剂，如维生素E、维生素C等。

其他认为可能有效的药物有神经营养因子，如神经生长因子（NGF）、神经节苷脂（GM）、脑源性神经营养因子（BDNF）等；激素治疗，如雌激素或激素替代疗法；非甾体类抗炎药，如吲哚美辛、双氯芬酸等；他汀类药物，如洛伐他汀、辛伐他汀、普伐他汀、氟伐他汀、阿托伐他汀等；抗β-淀粉样蛋白药，如β-淀粉样蛋白疫苗等，该类药物有较为光明的前景，但该类药物在Ⅰ期、Ⅱ期临床试验阶段发现导致急性播散性脑脊髓炎概率较高，目前正在进一步研究改进之中。

理想的抗AD药应具有哪些特性？

简而言之，理想的治疗AD药物主要强调耐受性好、疗效确切、不良反应少。首先，抗AD药应对患者在临床上出现的认知、行为、功能三方面渐进性的减退症状均有改善作用，同时减少并发症的发生，能够改善临床症状并延缓AD进程，从而达到逐步提高患者的生活质量及延长寿命的目的。在选择药物时，既要明确对认知、行为、功能等方面的疗效，也要从经济学角度考虑，要能够减少药物的直接经济费用和护理费用，改善患者和照料者的生活质量。

胆碱酯酶抑制剂治疗AD的机制是什么？

脑内有一种神经递质叫作乙酰胆碱（ACh），它与学习和记忆关系密切，可被胆碱酯酶分解。研究表明，AD的发病机制与脑内乙酰胆碱、兴奋性氨基酸、5-羟色胺、多巴胺等多种神经递质紊乱有关，其中胆碱能系统功能缺陷尤为突出，这是目前AD药物治疗方面取得主要进展之一。近年来，治疗AD的主要途径是寻找中枢拟胆碱药，乙酰胆碱酯酶抑制剂就是其中的一类。胆碱酯酶抑制剂是一类能与胆碱酯酶结合，并抑制胆碱酯酶活性的药物（也称抗胆碱酯酶药），是目前临床上AD的一线治疗药物。这类药物通过抑制大脑中的胆碱酯酶的活性，从而减少胆碱酯酶对乙酰胆碱的分解，以提高大脑中可利用的乙酰胆碱的含量，促进学习和记忆能力的改善。

常用的胆碱酯酶抑制剂有哪几种，它们有何区别，如何正确服用？

常用的胆碱酯酶抑制剂有以下几种。

（1）他克林：是治疗AD的第一代药物，对轻、中度AD都具有疗效。用法：每次10mg，口服，4次/天，6周后可加至20mg，4次/天。该药物并未在国内上市，且因为其存在肝毒性风险，目前已在欧美国家限制使用。

（2）多奈哌齐：用于治疗轻、中度AD的胆碱酯酶抑制剂，是一种新的六氢吡啶衍生物，近期FDA批准可以治疗中、重度AD。用法：每次5mg，睡前口服，1次/天，4~6周后加至每次10mg。每天10mg剂量疗效略优于每天5mg剂量，但不良反应相对较多，所以其耐受性可能略差。

（3）加兰他敏：对改善轻、中度AD患者的认知功能、日常生活能力和神经、精神症状均有显著疗效。用法：每次4~12mg，口服，2次/天。该药目前未在国内上市。

（4）石杉碱甲：是我国研究人员从植物中提取的生物碱。用法：每次0.1~0.2mg（2~4片），口服，2次/天。最早用于增龄性记忆力减退，目前已证实对AD有一定疗效，国内应用较多的是双益平。

（5）卡巴拉汀：对轻、中度AD均有效。用法：每次1.5mg，口服，2次/天，2周后剂量加倍，有效剂量一般要达到每天6mg以上，最高剂量可为每天12mg。此外，该药还可以用于治疗路易体痴呆和帕金森病痴呆。

胆碱酯酶抑制剂常见的不良反应是什么，如何处理？

胆碱酯酶抑制剂常见的不良反应主要表现为胃肠道症状，如恶心、呕吐、腹泻、厌食等，与胆碱能功能亢进有关，尤其是恶心、呕吐较为常见，出现的频率为10%~20%。此外，较为少见的不良反应还有头晕、失眠、多梦、肌束颤动、心动过缓和全身乏力等。一般来说，患者服用该类药物一两周以后，胃肠道反应可趋于减弱乃至自行消失。如果患者在治疗的前几天能耐受这些不良反应，则此后会感到比较舒适。不良反应明显的患者则需减量甚至停药，必要时可以尝试使用另外一种胆碱酯酶抑制剂治疗，或用谷氨酸受体调控剂美金刚治疗。

服用胆碱酯酶抑制剂时饮食上有什么要求？

在服用胆碱酯酶抑制剂期间，在饮食上要做到"三定、三高、三低和两戒"，"三定"即定时、定量、定质，"三高"即高蛋白、高不饱和脂肪酸、高维生素，"三低"即低脂肪、低热量、低盐，"两戒"即戒烟、戒酒。饮食上要求营养成分高而全，从饮食的质、量方面给以保证。注意饮食结构，避免过多摄入脂肪。要训练患者饮食定时、定量、少量多餐。部分胃肠道反应明显的患者，最好在餐后或餐中服用药物。由于食物对胆碱酯酶抑制剂的生物利用度影响不大，所以患者在餐前、餐中和餐后均可服用，对药物的治疗效果没有实质性影响。

哪些患者适合使用胆碱酯酶抑制剂，哪些不适合？

胆碱酯酶抑制剂是目前临床上治疗 AD 的首选药物，多项研究表明其对延缓痴呆进程、改善临床症状均有一定作用，同时也适用于帕金森病痴呆、路易体痴呆、血管性痴呆及脑外伤痴呆等其他类型痴呆患者的治疗。但是对胆碱酯酶抑制剂或制剂辅料成分过敏者禁用。同时，应用胆碱酯酶抑制剂有一定的胆碱能系统功能亢进，所以有病态窦房结综合征或伴有严重心律失常、呼吸系统疾病患者应慎用。

胆碱酯酶抑制剂的研究现状和前景如何？

近年来，乙酰胆碱酯酶抑制剂已成为 AD 的一线治疗药物，确认了其能有效缓解认知功能障碍。胆碱酯酶抑制剂是目前公认治疗 AD 有效，且临床上应用广泛、研究较多的药物。迄今为止已发现多种乙酰胆碱酯酶抑制剂药物有提高轻、中度AD患者的认知能力以及改善患者的精神状态和保持脑功能活性等作用，但所有这些药物只能用于缓解症状，并不能减轻神经细胞退化及阻止疾病进程。随着分子生物学和计算机科学的发展，通过对乙酰胆碱酯酶和其抑制剂结构及作用机制的深入了解，利用计算机辅助分子合成设计，有望开发出活性更高、毒性更低的特异性治疗AD的胆碱酯酶抑制剂类药物。

谷氨酸受体调控剂治疗AD的机制是什么？

谷氨酸是中枢神经系统中一种最重要的兴奋性神经递质，主要分布于大脑皮质、海马、小脑和纹状体，在学习、记忆、神经元可塑性及大脑发育等方面均起重要作用。研究证实，谷氨酸的神经递质作用是通过兴奋氨基酸受体而实现的，在谷氨酸受体中，N–甲基–D–天冬氨酸（NMDA）受体与学习和记忆的关系最为密切。研究证明，谷氨酸受体尤其是NMDA受体在AD患者的大脑皮质中明显减少，其密度可减少多达60%，导致学习、记忆功能下降。因此用谷氨酸受体调控剂可调控退化的谷氨酸神经元的突触活性，有望治疗AD。NMDA受体拮抗剂主要通过调节脑内谷氨酸水平发挥作用。美金刚是第一个在AD方面有显著疗效的NMDA受体拮抗剂，当谷氨酸以病理量释放时，美金刚可减少谷氨酸的神经毒性作用；当谷氨酸释放过少时，美金刚可以改善记忆过程所需谷氨酸的传递。

谷氨酸受体调控剂的代表药物是什么，如何正确服用，适用于哪些患者？

目前常用的谷氨酸受体调控剂主要是盐酸美金刚（易倍申），盐酸美金刚作用于大脑中的谷酰胺系统，为具有中等亲和力的非竞争性的N–甲基–D–天冬氨酸的拮抗剂。用法：从每次5mg，2次/天开始，2~4周后增加到每次10mg，2次/天。其常见的不良反应为头晕、头痛、便秘和意识错乱等，若反应明显时需减量或停药。临床研究表明，盐酸美金刚是一种安全、有效，且较有市场前景的药物，单用或与胆碱酯酶抑制剂联用都有明显的治疗作用，对中、重度 AD 患者的认知功能有一定的改善作用，特别是在控制 AD 导致的精神、行为症状紊乱等方面有较显著的效果。

谷氨酸受体调控剂的研究现状和应用前景如何？

在 AD 患者的大脑中，皮质和离皮质途径的锥体细胞发生了神经纤维混乱和退化，这些锥体细胞以谷氨酸为兴奋递质。这些神经元受损，功能丧失时会导致 AD；但若功能过强，则会产生兴奋性毒性，引起神经元死亡，造成多种神经退化性疾病。因此调控退化的谷氨酸神经元的突触活性可以治疗 AD。研究表明，直接活化突触后受体将有利于谷氨酸的传递，其部分激动剂具有这样的优点，即当内源性谷氨酸低于正常水平时起激动作用，而当谷氨酸释放过量时起拮抗剂作用，因此部分激动剂会对兴奋毒性情况产生神经保护作用；谷氨酸受体调控剂具有防止由于条件变化而神经元损伤和死亡的可能性，包括神经性疼痛、AD、舞蹈病和艾滋病导致的痴呆等。其应用前景比较光明。

脑代谢激活剂有哪些？

脑代谢激活剂是一类能促进学习、记忆能力的中枢神经系统药物，选择性地作用于大脑皮质和海马，激活、保护或促进神经细胞功能的恢复，而药物本身没有直接的血管活性，也没有中枢兴奋作用，对学习记忆能力的影响是一种持久的促进作用。有多种 γ－氨基丁酸（GABA）的衍生物用于增强代谢与学习，促进磷酰胆碱和磷酰乙醇胺合成，从而改善脑代谢能力。脑代谢激活剂是临床上常用的药物，此类药物主要有吡拉西坦（脑复康）、茴拉西坦（三乐喜）、奥拉西坦（脑复智）等。脑复康是这类药物中研究最多的药物，可直接作用于大脑皮质，具有一定的激活、保护和修复脑细胞的作用，有研究提示大剂量脑复康可延缓 AD 患者的病程发展，对改善命名、远事记忆力和近事记忆力均有较明显的作用。

脑循环改善剂有哪些？

脑循环改善剂在延缓老年人大脑衰老、增强记忆力方面，具有常规药物难以实现的效果。这类药物的作用是改善脑血流和扩张脑血管，增加脑细胞的供血供氧，主要有阿米三嗪萝巴新、银杏叶制剂、尼麦角林等。阿米三嗪萝巴新可选择性扩张脑血管，增加脑血流量，提高脑动脉15%血氧含量，改善脑循环与脑功能，抗缺氧及改善脑代谢和微循环，改善皮质电活动及精神运动表现和行为，增强脑细胞功能，有利于提高觉醒、注意力和改善缺血所致记忆障碍。银杏叶制剂可清除自由基，抑制缺血再灌注损伤，改善血液流变学，通畅血管。采用金纳多等短期静脉注射，能改善患者的日常生活，降低抑郁程度，并使记忆力好转。平素口服银杏叶制剂也对认知功能的某些亚领域有一定的保护作用。尼麦角林是一种麦角酸衍生物，具有阻滞α-受体作用，能起到扩张脑血管的效果，并能加强脑细胞的新陈代谢，改善智能障碍，促进神经传递物质多巴胺的替换，刺激神经传导，从而改善精神和情绪上的异常。此外，还能增进蛋白质的生物合成，改善记忆与学习能力的障碍，并有恢复神经元的功能，迅速改善脑功能不足所引起的临床症状。

抗氧化剂和神经保护剂有哪些，作用原理是什么？

氧化应激过度及自由基自身毒性可导致神经细胞变性。自由基清除系统具有细胞保护作用，使其免受自由基的攻击，减少神经细胞的损害。维生素 E 有抗氧化作用，可防止体内过氧化物生成，对延缓衰老有作用，所以人们对用它来治疗AD非常感兴趣，目前作为抗衰老药物已经在临床广泛应用，它可以保护AD患者脑细胞中受损最严重的线粒体，改善自由基清除作用。此外，B族维生素（维生素 B_{12}、维生素 B_6、维生素 B_1 等）可使AD患者的某些症状得到改善。维生素 B_1 能促进生物能量转化，增强脑对葡萄糖的摄取和利用，对AD患者起到协同治疗作用；维生素 B_{12} 在乙酰胆碱合成过程中，对前体物胆碱的合成起辅酶作用；维生素 B_6 系神经递质生物合成的辅酶。其他抗氧化剂和神经保护剂有维生素C、β胡萝卜素、尼莫地平等。

神经营养因子有哪些？

在治疗AD的研究中，应用最多的神经营养因子是神经生长因子（NGF）、神经节苷脂（GM），其他还有脑源性神经营养因子（BDNF）等，但目前的神经营养因子由于制剂的关系，口服不能够很好地透过血-脑屏障，因此大脑对该类药物的实际生物利用率非常低，所以尽管药理机制上有一定的治疗AD的作用，但不能获得相应的实际临床效果。神经生长因子是神经营养因子中最早被发现，目前研究最为透彻的，具有神经元营养和促突起生长双重生物学功能的一种神经细胞生长调节因子，它对中枢及周围神经元的发育、分化、生长、再生和功能特性的表达均具有重要的调控作用。其不仅有中枢胆碱能神经的营养和支持作用，还具有延缓大脑衰老和防治AD的药理作用。未来可能在该类药物的制剂研究方面有所突破，提高大脑的生物利用度，从而起到治疗迟到的效果。

雌激素替代疗法能够治疗AD吗？

有研究表明，女性患AD的危险性大于男性，雌激素替代疗法可降低绝经期后妇女患AD的危险度，并减轻相关痴呆程度。由于雌激素受体广泛分布于脑内和脑外，治疗AD改善脑功能的同时，可引起一些生理病理的变化。因此，需要研究雌激素不同亚型受体的特异性，设计针对性强的雌激素合成物，达到既可治疗AD又不产生不良反应的目的。目前已有数据证明雌激素或激素替代疗法可改善脑部功能和功能退化，在防止或延缓早老性痴呆症上具有某些作用，但雌激素替代疗法也同时存在一定风险，可以导致某些女性肿瘤，如乳腺癌、宫颈癌等，所以目前临床上不推荐常规使用。

非甾体类抗炎药能够治疗AD吗？

许多研究发现，AD的病理过程中有免疫炎症反应参与。已发现脑组织和脑脊液中有多种炎症反应因子，如白细胞介素、肿瘤坏死因子增加，T4、T8淋巴细胞和补体增加等。流行病学研究发现长期抗炎治疗的类风湿关节炎患者，AD的患病率较低。多项研究显示，非甾体类抗炎药如吲哚美辛（消炎痛）、布洛芬等作为保护因子，可能具有延缓AD进展速度的作用。目前基础研究认为非甾体类抗炎药可以改善AD病理过程中的炎症反应程度，从理论上讲能够提高患者的智力，改善或延缓AD的进展，但临床验证并未取得积极结果，且因为在老年患者更容易引起胃肠道和肾脏并发症，所以在临床上一般不推荐使用。

β-淀粉样蛋白疫苗、金属螯合剂能够治疗AD吗？

AD表现为两种类型的大脑损害：β-淀粉样蛋白沉积和神经元纤维缠结，这两种病变都积聚在大脑组织中的学习和记忆的中枢。早期的临床研究已经提示，清除β-淀粉样损害对AD的治疗有效果。目前β-淀粉样蛋白疫苗、金属螯合剂这两种药物尚处于试验阶段，在Ⅰ期临床验证过程中发现可以改善AD的淀粉样蛋白沉积等病理过程，对认知功能亦有改善作用，但Ⅱ期临床验证过程中部分患者发生变态反应性脑脊髓炎，目前相关制剂正在改进中，有望成为治疗AD的曙光。

不同程度AD应该选用何种药物？

轻度AD可选用脑代谢激活剂、多奈哌齐、卡巴拉汀、加兰他敏等。
中度AD可选用多奈哌齐、卡巴拉汀、加兰他敏、盐酸美金刚等。
重度AD可选用多奈哌齐、盐酸美金刚等。

AD常见合并疾病及其治疗原则是什么？

AD为老年性疾病，该患者群常常合并发生多种疾病，因此在临床治疗上要多加考虑，尽量减少不当治疗可能导致的不良反应。以下就AD患者常见合并疾病治疗的原则加以简明阐述。

（1）AD合并高血压：目前已经明确高血压可以加剧AD，有效的降压治疗可以显著降低AD的发生。目前的常用降压药一般安全性极好，且无明显中枢抑制作用，但利舍平（利血平）类的降压药物具有一定的抗胆碱作用，可能导致抑郁、精神运动速度减慢，患者的认知功能会进一步衰退，因此不提倡在高血压合并AD的患者中使用。有研究表明，钙离子拮抗剂等类降压药可降低单纯收缩期高血压患者AD的危险性。中枢性钙离子拮抗剂尼莫地平有轻度的降压作用，还具备一定的改善血管性痴呆认知功能的作用。

（2）AD合并糖尿病：糖尿病是导致小动脉病变的重要危险因素之一，颅内多发小血管病变又可以导致认知功能衰退，因此应当积极控制血糖，目前各类降糖药物对AD本身并无不良影响，可以联合用药。

（3）AD合并冠心病：冠心病是脑卒中的重要危险因素，而后者又可以导致血管性痴呆或加速AD的病理过程。在治疗冠心病的过程中使用的抗血小板聚集药物、他汀类、降压药等药物从理论上讲对AD有益。对于心律不齐的患者接受胆碱酯酶抑制剂时应当接受医生咨询。

（4）AD合并慢性阻塞性肺疾病：已有证据表明慢性阻塞性肺疾病（慢阻肺）可以导致认知功能衰退，所以在AD合并慢阻肺的患者中强化慢阻肺的治疗是有益的。目前的抗AD药物一般并不降低肺功能，可以同时使用。

（5）AD合并骨质疏松：老年女性患者由于生理性改变，雌激素水平下降，既可以导致骨质疏松，又可以导致AD发病率增加，如若同时合并两种情况，可谨慎考虑应用雌激素替代疗法，但仍应密切随访雌激素可能导致的乳腺癌、宫颈癌。其他类的治疗骨质疏松药物与抗AD药物并无明显冲突。

（6）AD合并感冒：感冒是临床常见疾患，多数为病毒性，且病程多呈自限性，一般在数天内缓解，对AD本身并无实质性影响。若经常感冒的AD患者，可考虑应用盐酸美金刚，该药除了可以改善AD症状之外，还具有一定的抗病毒作用。

对AD患者进行合理护理有什么意义？

合理护理AD患者是一项非常重要的工作，它对于提高AD患者的生存质量、延缓疾病的进程、延长生存时间，具有重要意义。同时，良好护理可预防压疮、感染等并发症的发生及自杀、杀人、毁物、走失、纵火等意外发生。

AD 患者护理的总目标和原则是什么？

护理总目标：维持患者的适应水平；调整环境压力，使之与患者的生活能力相符，帮助患者恢复原有的最佳功能状态。护理原则如下。

（1）维持患者已经适应的结构、秩序和模式，尽量避免变化。Lawton 理论指出：人的行为是人、环境以及人与环境之间，一种在外部刺激（压力）及个人感觉认知状况（能力）之间的平衡状态。当患者的能力和所受压力相互平衡，则患者呈现适应状态。能力水平越低，压力应该越低，以保持一个合理的行为和感情水平。因此当环境的结构和形式变化使得患者不能维持适应水平时，我们可以采取一些辅助的方法。如患者不认识刚新更换的房间，我们可以在患者房门上或门旁挂一幅患者喜欢的画或其他显眼的、能让患者记住的图片等东西来提示患者，这是他（她）的房间。当然这些辅助方法要明显、直观、简单。

（2）培养和训练患者的生活自理能力及简单的社会技能，最大限度发挥患者能力。对轻度 AD 患者，平时督促患者做一些力所能及的事情，如洗碗、扫地、收拾房间等，并鼓励患者进行有规律的简单锻炼，如散步、打太极拳等。对中、重度患者，则需要花费一定的时间来帮助其训练。千万不要万事包办，这样反而会加速患者的衰退。给患者援助应是一个连续的递增过程，从为他而做、和他一起做、辅助做到提醒他做。

（3）注意安全护理。AD 老人记忆力、感觉功能等减退，定向力差，反应迟钝，易出现各种意外如走失、烫伤、跌倒、噎食等，因此要加强照料，防止意外发生。

（4）治疗患者所患各种躯体疾病，保持身体健康。老年人多数伴有躯体疾病如高血压、糖尿病等，护理上应加强病情观察，注意检测血压、血糖等变化，及时发现异常并救治。

（5）掌握语言沟通技巧，要理解、关心、鼓励、安慰患者，对患者要有耐心、爱心。护理者平时要用平和的态度和表情与患者交流，令患者感到信任和舒适。和患者放慢交流速度，给患者充分时间去反应。当患者拒绝合作或不服从要求时，用等待、重试的策略效果较好。

（6）根据患者的情绪和能力制定出一个最适于某个患者的时间表，将患者能最合作的一段时间定为护理时间。时间表不应太僵硬，否则会对患者形成压力。

如何安排AD患者的生活环境？

AD患者一般年纪偏大，不仅生理方面如感觉、运动等功能逐渐衰退，体质逐渐下降，同时还存在各种精神症状如记忆力障碍、定向力障碍、焦虑、抑郁等，因此安排其生活环境时应注意如下几点。

（1）AD老人的房间光线要足，安静清洁，室内温、湿度适宜（温度以22~25℃，湿度以50%为宜），居室常开窗换气，保持空气新鲜。

（2）清理周围环境中的物品，尽量减少障碍物，以利于变成患者徘徊的安全区域。

（3）家具简单，不应该经常更换位置，避免对房间做任何不必要的大改动，这可能会使患者感到迷茫，辨认房间困难。

（4）睡床宜低，必要时可加护栏；被褥常晒太阳，保持清洁、平整、干燥。

（5）地板要保持干燥，防止打滑，不宜铺地毯。

（6）在房间合适的地方如浴室等处安装一些扶手之类的辅助设施。

（7）家用电器开关宜用遥控器控制，尽可能不要让患者直接接触电线、电源；家里水井要加盖、上锁；热水瓶、农药、化学日用品、刀具、火种等应放在安全、不容易碰撞的地方。

护理AD患者应注意哪些问题？

AD患者的护理着重在加强日常生活护理及安全护理、功能锻炼。因此，在护理过程中，我们要注意如下几点。

（1）AD患者生活自理能力差，有的甚至大小便失禁，护理上一定要加强生活护理，关心患者的衣着，随天气冷暖及时增减衣物；每天督促或协助做好个人卫生护理，包括皮肤、头发、指甲、口腔等的卫生，可减少感染的机会；帮助患者养成良好的个人卫生习惯：早晚刷牙、洗脸，勤剪指甲；定期洗头、洗澡，勤换内衣、被褥；加强监护，采取措施制止不卫生行为，如随地大小便、捡地上东西吃等；长期卧床者还需定时翻身、按摩、拍背，及时擦洗并更换尿湿的衣裤，保持床铺的清洁、干燥、整洁，做好口腔护理（帮助患者漱口或帮助有假牙的患者取下假牙并洗净）、饮食护理、皮肤护理等，预防压疮及肺炎发生。

（2）AD患者的饮食宜清淡，饥饱适宜，不可吃刺激性食物，戒烟酒，多吃蔬菜。此类患者多有阴血不足，可给予清淡营养丰富的食物，如桂圆大枣汤、瘦肉、鸡蛋、鱼等。而对那些形体肥胖者，则宜给予清淡饮食，多食新鲜蔬菜、水果，如芹菜、豆芽、黄瓜、香蕉、橘子等。忌辛辣肥甘厚味之品，忌烟酒、咖啡、浓茶。

（3）对咀嚼或吞咽困难者，喂食时速度应适中，等患者一口咽下去后再喂下一口。若患者卧床进食，则最好用被子等物垫高床头，患者的头偏向一侧，可避免呛咳窒息。

（4）需重视对AD患者的功能锻炼，尤其生活自理能力锻炼。对轻度AD的老人，要督促患者自己料理生活，如买菜做饭，收拾房间，清理个人卫生，鼓励患者参加社会活动，安排一定时间看报、看电视，使患者与周围环境有一定接触，以分散病态思维，培养对生活的兴趣，活跃情绪，减缓精神衰退。对中、重度AD老人，家属要花一定时间帮助和训练患者的自理生活能力，如梳洗、进食、叠衣被、如厕，并要求其按时起床；家人或照顾者陪伴患者外出认路、认家门；带领患者干些家务活，如擦桌子、扫地等，千万不要认为他是一位患者而万事包办，这样反而会加速患者的衰退。

（5）AD患者由于认知功能障碍，尤其中晚期的AD患者，语言沟通障碍，不能诉说躯体不适，因此需要照顾者密切注意患者的病情变化如面色、体温、脉搏、呼吸、血压、大小便等，若发现异常，要及时就诊，以免延误治疗。

（6）在护理AD患者过程中，还需特别注意要把AD老人看成是情感完整、理智的人，他们应该得到关注和尊重，照顾者不要有伤患者自尊、诱发自卑的语言，如傻、笨等词语。

（7）不要隔离、孤立患者，要让AD患者接触社会，让患者多参加各类社会活动，使患者保持一定的社会交往，延缓衰退进程。

与AD患者进行语言交流要注意些什么？

与AD患者在进行语言交流时需注意以下几点。

（1）讲话时要注意力集中、目光亲切、态度温和，让对方觉得自己非常关注彼此交流。目光的接触和使用适当的身体语言，也是有帮助的。

（2）说话自然、语调适中、吐词清晰。如果老人听觉不好，则给他戴上助听器，语速稍慢些。说话的时候，稍微停顿一下，留一小段时间给对方理解说话的内容。

（3）语言尽量简单、通俗，直接地表达自己的意思。每次只问一个问题。讲述、分辨别人和事的时候，使用名字，避免用代词。

（4）假如AD患者不能理解我们所说的东西，请尝试用另一种不同的表述方式来表达自己的意思。因为假如AD患者第一次已经不能理解我们所用的词汇，那么通常再重复第二遍也还是不能理解。

（5）要注意倾听，适应对方。尝试去理解AD患者所用词汇的意思和思维习惯，适应对方交流的方式。

（6）减少环境的噪音。在交流的时候，尽量减少环境的噪音，例如电视机或录音机的声音。因为电视或录音机不仅仅会让对方听得更吃力，还会转移对方的注意力。

（7）要有耐心。就算对方有交流方面的障碍，也要多鼓励其表达自己的意思和思想。尽量别打断对方的说话，避免批评和争吵。

（8）保持合适距离，一般一臂之长为宜，即0.5~1.2m。

（9）交谈时间不宜太长，避免使患者劳累、厌倦。

AD患者如何进行智力锻炼？

做智力游戏可以帮助老年人锻炼大脑的反应能力，从而可起到延缓衰退的作用。目前较常见的智力锻炼方法如下。

（1）逻辑联想、思维灵活性训练：寻找一些有益于智力的玩具，如拼图、简单的折纸、手工等。

（2）分析和综合能力训练：经常让患者对一些物品进行归纳和分类，如让患者说出哪些属于蔬菜类、水果类、交通工具、文化用品等。

（3）理解和表达能力训练：给患者讲述一些事情，讲完后可以提一些问题让患者回答。

（4）社会适应能力训练：尽可能地让患者多了解外部的信息，鼓励其与他人接触交流。如带老人到公园走走、聊聊。

（5）常识的训练：所谓的"常识"，有相当的内容属于患者曾经知道的、储存在记忆库里的东西，其会伴随病情加重而不断丢失。如果能经常提取、再储存，患者的遗忘速度会大大减慢。如反复告诉患者现在是什么季节、今天是星期几、家住哪里等。

（6）数字概念和计算能力的训练：如让患者模拟上超市买东西或去菜场买菜，做一些简单的计算。如青菜5毛一斤，2斤多少钱等。

为什么说对AD患者的心理护理和情感护理很重要？

AD患者的心理特征如下。

（1）自我概念急剧下降，缺乏自信，产生自卑，自尊更脆弱、更敏感。

（2）自我意识增强，以自我为中心，主观、自私、偏执。

（3）更容易采取自我防卫，常常拒绝接受别人的要求。

（4）失认造成患者常自觉身处陌生环境之中，产生恐惧、焦虑、紧张等情绪。

（5）长记忆、短记忆明显下降或丢失，理解能力下降。

（6）行动、反应速度明显减慢。

（7）自卑，无用感增强。

（8）兴趣减退。

AD是一种疾病，患者虽发生脑功能障碍，但仍有自尊心和羞耻的情感，因此要注意患者的心理调护，保持患者良好的心情；要不断地把关心的信息传递给患者，利用躯体语言使其感到关爱；必须尊重患者的人格与自尊心，千万不要以为患者傻了，就斥责、讥笑他们，不应耻辱、歧视而使之受到心理伤害，产生低落情绪，甚至发生攻击性行为。良好的情感护理可以改善患者的情绪，锻炼患者的语言交流能力，提高思维能力，缓解病情，增加患者的信任感、亲切感，消除孤独感、自卑感。合理的情志调理，可使肝气和顺，心神宁静，脏腑气血调和，利于疾病的康复。此病易受忧郁、悲伤、愤怒等不良情绪的影响，所以应掌握患者的心态，用良好的语言表情、态度和行为去影响患者，建立相互信任的关系，帮助患者调整不良心态，促进疾病恢复，提高生存质量。此外，患者家庭和睦、子女孝顺对患者的情绪有良好影响。所以，做好患者的心理护理与情感护理尤为重要。

AD患者出现紧张恐惧怎么办？

AD患者的紧张恐惧往往与幻觉、妄想等症状有关，如患者认为单位的领导发动周围所有人，不惜动用飞机、汽车、坦克，对他进行迫害，甚至威逼其家人共同陷害他，因此整日紧张不安、担惊受怕等。对AD患者出现紧张恐惧应该注意如下几点。

（1）鼓励患者说出担忧或害怕的原因，耐心倾听、了解患者恐惧的内容、形式等。

（2）真诚尊重患者，接纳患者，不要取笑患者。鼓励患者按可接受和控制的方式表达恐惧情绪，如哭泣、来回走动等，在患者恐惧时，陪伴他。

（3）开导患者，消除患者疑虑，帮助患者认识到这只是一种幻觉或者妄想，是病态的，不真实的。

（4）分散、转移患者注意力，鼓励患者参加一些文体活动，如看电视、跳舞、听音乐等。

AD患者出现多疑怎么办？

（1）在中度AD患者中大部分有猜疑、妄想等精神行为症状。患者的猜疑或妄想多不固定，多变化。常见的妄想内容有被窃、被害，怀疑自己的家不是真的，怀疑配偶不忠，认为死去的亲人仍活着，怀疑配偶和照料者是假的等。患者往往在猜疑及妄想支配下发生出走、自杀、攻击、伤人等意外行为，护理上要加强重视，避免各种意外发生。

（2）同情、理解、关心、尊重患者，劝导患者，与患者接触时要注意方式方法，从患者的日常生活问起，稳定患者情绪，认识到这些并非患者所能控制的行为，而是 AD 所致，因此千万不要与患者争论或抱怨，这样反而更糟。

（3）针对患者的病情，采取相应的措施，如怀疑饭菜中有毒时，家人可与其一同吃，以消除其疑虑；有关系妄想的患者，总觉得周围人的言行都与他有关，是在针对他，接触这类患者时一定要谨慎，不要在患者面前低声耳语，如家属被牵连时，不要做过多解释，尽量减少接触；有疑病妄想的患者，常无端认为自己患了不治之症，在排除器质性疾病后应耐心劝说解释，必要时配合医生予暗示治疗；对被害妄想的患者，可做适当的说服、劝解，注意患者的动态，严防走失及其他意外事件。

（4）加强病情观察，注意患者安全，患者要在照顾者视野范围内，防冲动、自伤等意外发生。

（5）鼓励患者做一些感兴趣的事情如听音乐、看书、简单的手工劳动、下棋等，以分散、转移注意力。

（6）患者症状有所缓解时，要及时帮助分析病情，启发患者进一步认识病态思维，促进自知力恢复。

AD 患者出现喜怒无常怎么办？

AD 患者除了有认知障碍、定向力障碍、感知障碍、言语障碍等外，还存在不同程度的情感障碍，早期表现为情感脆弱与不稳定，时而伤心流泪，时而大发雷霆，到后期则表现情感淡漠，即使是对自己的亲人也是如此。对患者出现的喜怒无常应该注意如下几点。

（1）合理安置患者的居住环境，减少周围环境刺激与干扰。

（2）对 AD 患者发生的一些精神病状和性格变化，家人应正确对待，要理解这是疾病所致，宽容、安慰患者，避免刺激性语言，不要责备患者。

（3）了解并设法消除引起情绪波动的原因，帮助患者从各种不良情绪中摆脱出来，树立战胜疾病的信心。

（4）鼓励患者进行规律性的锻炼，使患者保持心情舒畅，以达到放松的目的。

AD患者出现焦虑怎么办？

疾病的后期，AD患者易出现失落和不安全感，症状有坐立不安、反复挑选衣服、不停地搓手、到处吼叫或来回走动，甚至拒绝进食与治疗等。认知障碍越严重，患者越有可能出现这组症状。这组症状可以作为原发症状单独出现，也可以继发于抑郁、妄想或幻觉。对此应该注意如下几点。

（1）给患者足够的照明，保证居室安静，有利于稳定患者情绪。

（2）以和善、真诚、支持、理解的态度对待患者，耐心帮助患者，使患者感受到自己被关心、被尊重。

（3）以一种接受的态度去倾听，鼓励患者表达自己的情绪和不愉快的感受，既有利于患者释放焦虑，也利于照顾者发现问题。

（4）满足患者的合理要求。

（5）若患者是因为找不到自己的东西而表现焦虑，不停翻箱倒柜，则可把患者的东西整理集中起来，放置在患者容易看到、找到的地方，以利于解除其焦虑。

（6）帮助患者学会放松，如放一段轻松的音乐、进行慢跑等。

（7）合理安排患者的作息时间，白天用各种活动来兴奋他们，给予适当的活动量，安排有趣的活动，转移患者的注意力。

AD患者出现抑郁情绪怎么办？

抑郁症状较常见，多发生于AD的最初3年内。具体表现为持续的心烦，经常哭泣，没有精力，食欲减退，每月体重减轻超过0.9kg（约2磅），活动兴趣减退，退缩、烦躁，睡眠变化如难以入睡和夜间早醒，自我评价低等。对这类患者，应做好以下几个方面工作。

（1）鼓励患者说出自己的感受及原因，耐心倾听患者的叙述。

（2）不强迫患者做不情愿的事，引导患者认识到这种情绪是不必要的，树立战胜疾病的信心。

（3）创造良好的休养环境，居室保持安静，周围设施安全，无障碍物，无危险品，放置一些色彩鲜艳的图、花草等，以调动患者积极的情绪。

（4）生活上予以关心、体贴、照顾，协助料理好个人卫生，安排好睡眠、活动时间，鼓励并督促患者进食。

（5）鼓励患者做些力所能及的事，使患者感到自己还是有用的，从而对自己充满信心。

（6）注意患者的夜眠情况，不要让患者蒙头睡觉，以便及时发现异常，以防意外发生。

（7）做好预防，在耐心的心理护理的同时，进行全面照顾，严密观察，随时发现可疑动向，及时排除患者可能自伤、自杀的危险因素，比如保管好利器、药物等。抑郁的AD患者一般无意识障碍，故有些人有自杀计划，有自杀企图的患者在言语上、情感、行为上会有所流露，因此，家庭护理人员要密切观察，及时发现问题并采取措施。

AD患者出现幻觉怎么办？

幻觉常常发生在周围性感觉丧失的AD患者中，如耳聋或视力减退。不少患者以视幻觉最常见，患者看见死去的亲人或听到他们说话，偶尔可有幻嗅，可能嗅到各种异味。它不仅影响患者的思维和情感，而且有时可以支配患者的意志和行为，干扰其日常生活，甚至发生自伤、自杀、伤人、毁物等危险行为，因此护理上要加强重视，注意做到如下几点。

（1）创造良好的休养环境，避免不良刺激，居室保持安静，周围设施安全，无障碍物，无危险品。

（2）从患者的言语和行为中，了解幻觉发生的时间、内容、频率等。

（3）耐心听患者谈及幻觉的内容及感受，给予安慰，使患者感受到理解、关心与信任，千万不要与患者争辩。

（4）根据幻觉出现的内容，改变环境，设法诱导，缓解症状，如因幻嗅、幻味而拒食者，家属可与其一起进餐，以减轻疑虑；如患者听到门外有人叫他，可开门证实确实不存在。

（5）有些患者出现的幻觉有规律性，可在其幻觉出现时鼓励患者参加感兴趣的活动，转移注意力。

（6）督促患者遵医嘱服药，严密保管好各种危险品，如绳子、刀子、药品等，要有专人陪护，预防意外发生。

AD 患者常有哪些行为异常的表现？

AD患者的行为异常可有以下表现。

（1）情感异常：在AD的早期，患者的认知功能损害较轻，具有完好的自知力。当患者意识到自己的记忆力日渐下降，工作和学习能力一天不如一天时，会给患者带来心理打击，引起一系列的心理反应，出现焦虑、抑郁、激越、欣快、淡漠、紧张、恐惧等症状。少数患者可有情绪不稳、易怒。AD较重时，则情感日趋平淡或淡漠。

（2）行为活动异常：因认知功能下降，可出现多种无目的或重复的活动，例如言语单调、刻板、断续、啰唆或喃喃自语，不能理解，甚至缄默不语。反复搬移物品，反复收拾衣物，将贵重物品收藏在不恰当的地方。有些患者收集垃圾或废物。不少患者出现"徘徊症"，整天不停地漫步，或跟随照料人员，或晚间要求外出等。注意力涣散或变得急躁、多疑、顽固、易怒和冲动、自私和不善交际。有些患者表现活动减少，整天呆坐，变得不修边幅，不知整洁，生活懒散或无目的外出，流落街头，夜间无故吵闹而影响家人睡眠。严重时大小便不约，生活不能自理。少数患者有尖叫、拉扯和怪异行为。少数患者有攻击行为，最常见的是骂、咬、抓、踢，违抗或抗拒为其料理生活的人，使得洗澡、穿衣等护理工作非常困难。

（3）饮食睡眠障碍：主要表现为进食少、体重减轻，有些患者饮食不知饥饱，饮食过多，导致体重增加。大部分中晚期患者有营养不良。失眠很常见，表现为睡眠节律打乱，白天睡觉，晚上吵闹。

（4）幻觉妄想：常见的是视幻觉，如看见死去的亲人、窃贼等。偶尔可听到偷窃者或死去的亲人说话。物品被窃或被藏匿是最常见的妄想，确信有人人室偷窃，并倾听或与偷窃者对话。有些患者待在家里还常常吵着要求回家；或认为自己的配偶或亲人系别人装扮而发怒；少数患者认为配偶不忠；还有的患者认为有陌生人住在家里；有的患者认为死去的亲人仍活着；或者认为自己仍然没有退休，要求工作等。

如何对待AD患者的异常行为？

由于AD的心理行为表现多种多样，因此对待这些特殊的患者除了一般的生活、饮食、躯体的护理外，更应注重其心理的护理。

（1）要注意尊重患者：有些AD患者生活不能自理，不易合作。在病态支配下，可有不恰当的语言和异常行为的表现，如猜疑、自私、幻觉、妄想，照顾者要充分理解，给予亲切、温暖的关怀。

（2）要用诚恳和耐心的态度对待患者：多与患者交流，耐心听取患者的诉说，对于患者的唠叨不要横加阻挡或指责，对患者的提问要给予鼓励、安慰和体贴。回答患者的问题应尽可能简单明了，以免使患者产生迷惑。有些不能做出满意回答的，应耐心解释，必要时可以用一些善意的"谎言"来安慰患者。切忌使用伤害感情或损害患者自尊心的语言行为，使之受到心理伤害，产生低落情绪，甚至发生攻击性行为。

（3）要有敏锐的观察能力：要能够预见患者的需求，甚至于在倾听患者的唠叨中可以发现患者的内心需求，尽量满足其合理要求。对于不合理或不能达到要求的，要反复地做说服解释工作，以争取患者的合作与理解。

AD患者爱游荡怎么办？

AD患者（多见于中度患者和认知功能明显恶化时）经常由于定向障碍、判断障碍而找不到自己的房间，找不到厕所；有的甚至由于幻觉妄想、恐惧焦虑等影响，不想回家，到处游荡，这些可能是患者摔倒、走失和受伤的重要原因。走动的增多和缺乏方向性也是AD患者徘徊行为常见的表现，有些患者甚至没有一刻休息的时间，只要是在清醒的状态下就一直不停地走来走去，这严重影响了患者的休息，同时也给照顾者带来了很大的困难。对此可以做以下工作。

（1）对患者提供更好、更安全的生活环境，如无障碍的场地，有明显标志物的居室，且标志物选用患者最熟悉的东西，以便患者识别，因患者的适应能力差，故应尽可能地避免经常搬动家中的摆设和搬家。

（2）可结合患者的兴趣爱好，以及以往的经历，鼓励患者参加些活动或安排患者做一些力所能及的事情，如看书、看报、看电视，帮助分散注意力。

（3）照顾者应经常与患者交谈，或安排与其他人一起交谈接触，以减少患者游荡发生。

（4）可让患者多做些有益的活动或运动来消耗多余的体力，借此减少游荡的发生。

（5）不要让患者单独外出，外出时应有专人陪伴，以免迷路、走失，同时应注意安全，行走时应有人扶持或关照，以防跌倒摔伤、骨折，对居住在高层楼房的 AD 老人，更应防止其不慎坠楼。

（6）AD 老人外出后常不识归家路，因此要备一张小卡片放在老人衣袋中或系腕带。卡片上 / 腕带上写明系 AD 老人，同时写上电话号码、姓名、地址，便于寻找。

AD 患者骂人、打人毁物怎么办？

暴力行为不是 AD 患者的常见症状，常因患者的要求得不到满足而发生，如患者想回家，或认为上班时间到了要出门时，若有人阻拦他们达到目的，此时患者会变得粗暴不能控制情绪，发怒、摔东西、大叫，甚至攻击他人。这些均属灾难性反应，可从患者的不同情况来找对策，排除令患者不愉快的刺激，适宜时应用药物有助于减少暴力发生。同时需注意如下几点。

（1）合理安置患者的居住环境，减少周围环境的刺激与干扰，室内陈设力求简单、安全，危险品全部移开，以免失去控制而发生伤人或自伤。

（2）用疏导、解释或转移注意力等方法设法引导患者把过剩的精力运用到其他活动中去，使患者平静下来，以减少或避免其可能造成的破坏行为。

（3）对患者的挑衅不要理会，鼓励患者听话、合作，避免争论与指责。

避免采用直接干涉甚至责备的方式来制止患者的行为，这样只会适得其反，并可以诱发其他行为。

（4）应耐心告知患者其行为可能会出现的后果。

（5）督促患者按时按量遵医嘱服药，以及时控制其症状。

（6）对伤人毁物严重且不听劝的患者，及时求助家人、邻居或110，在多人协助下用衣物将患者肢体保护起来，及时送院接受治疗。

AD患者总爱"捡破烂"怎么办？

早期AD老人由于认知障碍、智能下降、辨别能力差，常爱将废纸、脏塑料袋、玻璃碎片、腐烂的东西等废物收藏在家中。在周围人们眼里觉得这些东西没有价值，甚至很脏，但在患者眼中却是宝贝。所以不要当着患者的面马上扔掉，以免激怒患者，引起不必要的麻烦。我们可以采取以下有效措施。

（1）要认识到这是病态的表现，不要指责、耻笑患者。

（2）可表面上向患者保证帮其放到更安全的地方去保管起来，暗地里偷偷扔掉便可，AD老人记忆力差，对扔掉之物往往回忆不起来。

（3）趁患者不在屋内的时候，偷偷将垃圾换包，患者基本上也不会发觉。

（4）家人陪患者外出途中，反复告诉患者哪些是废品、垃圾，哪些是好东西，患者欲捡破烂的话，家属可耐心劝导、说服，及时制止并纠正收集垃圾等异常行为。

（5）经劝说仍不能改正此习惯的，不要让其单独外出。

（6）鼓励患者参加一些有益的文体活动，转移患者的兴趣。

（7）注意患者个人卫生，督促其洗手，加强病情观察，发现皮肤感染时要及时就医。

AD患者夜间不睡觉怎么办？

AD患者往往有睡眠障碍。睡眠障碍严重时，常白天休息，夜间吵闹。对于这种情况可以做以下工作。

（1）创造良好的睡眠环境，房间空气流通，温、湿度适宜，夜间灯光柔和，环境安静，无噪声，有利于稳定患者情绪，易于入睡。

（2）保持床铺整洁、平整、舒适。

（3）养成良好的睡眠习惯：鼓励患者白天多参加各项有益活动，入睡前用温水泡脚，不要进行刺激性谈话或观看刺激性电视节目等，不要给老人饮浓茶、咖啡，及吸烟，以免影响睡眠质量。

（4）对严重失眠者可遵医嘱给予药物辅助入睡。

（5）对于昼夜颠倒的患者，如病情许可，白天要让其进行适度的活动，尽量不让患者在白天睡觉，要尽量增加其活动量，保持兴奋，以使他们能在夜间休息，避免整日卧床。

AD患者拒绝进食怎么办？

（1）对不愿进食、拒食的AD患者，针对不同原因，想法使之进食。

（2）对被害妄想，认为有人要害他，疑心饭菜中有毒者，可让其任意挑选饭菜，或由他人先试尝，适当满足其要求，以解除疑虑，促使进食。

（3）对罪恶妄想，认为自己罪大恶极，低人一等，不配吃好的而拒绝进食的患者，可将饭菜拌在一块，使患者误认为是残汤剩饭而使他进食。

（4）对疑病妄想、忧郁不欢的患者，应耐心劝导、解释、鼓励，这往往可能促使进食。

（5）对由于幻听而不肯进食者，可在其耳旁以较大声音劝导、提醒，以干扰幻听而促使进食。

（6）对阵发性行为紊乱而不肯进食者，待其病情发作过后较合作时，再劝说或喂食。

（7）对因伴发热、内外科疾患而导致食欲不佳的患者，应耐心劝说，并尽力设法烹饪患者喜爱的饮食，使之进食。

AD患者拒绝服药怎么办？

有的AD患者常不承认自己有病而拒绝服药；有的因精神症状支配下认

为这是毒药而拒绝服药；有的因存在抑郁情绪，认为活着没意义而拒绝服药。一旦出现拒绝服药情况，可采取以下有效措施。

（1）对抑郁者应耐心劝导，关心、爱护患者，鼓励患者树立战胜疾病的信心。

（2）对因幻觉妄想支配而不愿服药者，不要与患者争执，不要粗暴对待患者，这样反而会加重精神症状，需要家人耐心说服，向患者解释。

（3）可将药磨成粉末研碎后溶于水中让患者服用。

（4）可趁患者不注意，将药研碎拌在饭中让患者吃下。

（5）对拒绝服药的患者，一定要看着患者把药吃下，让患者张开嘴，看看是否咽下，防止患者在无人看管后将药吐掉。

（6）对想尽办法仍不能服药的患者，可遵医嘱改针剂或溶剂药物。

AD患者吞咽困难怎么办？

（1）尽可能给患者易吞咽的食物，避免进食汤类及干硬食物。可将食物做成糊状，进食速度不宜过快，并减少每次的进食量。进食后不宜立即平卧，应保持坐位或半卧位30分钟以上。禁吃刺激性食物，禁止饮酒和吸烟。

（2）进食时，尽量取坐位或半坐卧位，使患者的上半身抬高，使食物易进入胃内。

（3）要不断地给予患者精神安慰，做好心理护理，消除其紧张心理，让患者进食时心情舒畅，呼吸平稳。

（4）对于严重吞咽困难、不能经口进食的患者，予静脉输液或插鼻饲管，以补充能量。

（5）加强患者口腔卫生，保持口腔清洁，避免口腔感染及吸入性肺炎。

怎样为晚期AD患者提供各种感官刺激？

由于晚期失智老人长期卧床，无法外出活动，失去了接受外界自然感官刺激的机会，从而通过大声喊叫、敲打床栏等制造声音刺激。因此，对于长期卧床的失智老人，要为其提供各种刺激感官的机会，例如播放音乐或录有自然界声音的磁带（海浪声、鸟叫声），使用色彩鲜艳的窗帘或床单、被罩，在墙上挂不同色彩的画或照片，使用不同质地的抱枕、毛绒玩具等。

提供保护措施：如失智老人有敲打床栏行为，可于床栏处放置棉垫，避免老人因敲打床栏造成摩擦导致皮肤损伤。

AD 患者的死亡原因有哪些？

（1）肺部感染：是导致老年人死亡的主要原因之一，随着年龄的增大，肺脏结构和功能、横膈位置发生改变，气流受限，这些改变降低老年人咳嗽和吞咽反射，使气道净化功能下降并影响肺天然防御机制，使免疫功能低下，因此，老年肺部感染的发病率和死亡率也呈上升趋势。特别是在秋冬季节老年人极易患肺部感染。

（2）尿路感染：正常情况下，尿道口周围有细菌寄居（主要来自肠道），当机体抵抗力下降，细菌或可侵入尿道并沿尿路上行到膀胱和肾脏而发生泌尿系感染，依病原体可分为细菌性尿路感染、真菌性尿路感染及病毒性尿路感染等。以细菌性感染最为常见。老年人尿路感染存在有临床表现不典型的特点，常以全身乏力、低热、食欲不振、尿失禁为表现，甚至无任何症状。

（3）呼吸衰竭：是指各种原因引起的肺通气和（或）换气功能障碍，以致在静息状态下也不能维持足够的气体交换，导致缺氧，伴或不伴二氧化碳潴留，从而引起一系列生理功能和代谢紊乱的临床综合征。引起呼吸衰竭的病因较多，但以支气管-肺组织疾病所引起者常见，如慢性阻塞性肺疾病等。

（4）心力衰竭：可由各种心脏疾病引起，绝大多数情况下是指心肌收缩力下降，使心排血量不能满足机体代谢的需要，器官、组织血液灌注不足，同时出现肺循环或（和）体循环淤血表现的一种综合征。常见诱因有感染（这是最主要诱因）、心律失常（特别是心房颤动）等。

（5）急性肾衰竭：是由于各种病因引起的短期内肾功能急剧、进行性减退而出现的临床综合征。临床表现为少尿或无尿、水电解质紊乱（代谢性酸中毒、高钾血症、软组织水肿）等。

AD患者易发生哪些并发症？

老年人免疫功能低下，身体抵抗力差，易发生各种并发症。

（1）呼吸道感染：AD患者由于感知的衰退、自理能力下降，缺乏自我保护意识和对冷热交替不敏感，气温发生改变时不懂得添减衣服，生活无规律、生物钟颠倒及休息不足等，均是诱发呼吸道感染的因素之一。在患病初期，患者感染体征多不典型；又因为AD患者大脑退化，不能表达自己的不适，往往未能及时应用抗生素而使炎症蔓延，感染加重，加速原发疾病的发展。

（2）骨折：由于患者患病后活动耐受力下降，行走时平衡力差，容易跌倒、摔伤，甚至发生骨折，使患者生活质量下降。

（3）胃肠道疾病、低蛋白血症、营养不良：AD患者由于认知能力差，常会吃喝不洁食物，不知饿饱或暴饮暴食，容易导致胃肠功能紊乱，诱发肠道疾病。随着AD加重，患者长期卧床，对食物的消化吸收欠佳，容易导致营养不良。

（4）泌尿系感染：AD发展至晚期，患者身体功能衰退而长期卧床，大小便失禁，如处理不及时易因逆行感染而患泌尿系疾病。

（5）因吞咽困难，易并发吸入性肺炎或窒息。

（6）可因长期卧床并发压疮、便秘，或血栓、栓塞性疾病。

如何防止AD患者发生压疮？

压疮是卧床患者尤其是长期卧床患者容易发生的并发症，多发生在脂肪少、肌层薄的骨突部位。压疮可加重AD病情，延长病程，严重时可因继发感染引起败血症而危及患者的生命。防止压疮必须做到六勤。①勤翻身：每2小时协助患者翻身一次，翻身时应避免拖、拉、推的动作，以防擦破皮肤。②勤擦洗：可以促进局部血液循环，改善局部营养状况。每日给予擦身2次（早、晚各1次），避免大小便浸渍皮肤。③勤按摩：条件允许的话，给予气垫床，在骨头隆突处等易受压部位可垫以气圈，注意气圈的气不能充得太足，2/3左右为好，气门向下，放于两腿之间。④勤更换：不可让患者睡在潮湿的床铺上，也不可直接睡在橡皮垫、塑料布上。⑤勤整理：床上不能有硬物、渣屑，床单不能有皱褶，保持床铺干燥平整，避免局部皮肤刺激。⑥勤交班：认真落实床边交接班。⑦同时还要加强营养，增强机体抵抗力。

具体措施如下。

（1）避免局部受压：间歇性解除压力是有效预防压疮的关键。经常翻身是卧床患者最简单而有效地解除压力的方法，经常翻身，可使骨隆突部位交替减轻压迫。患者在各种卧位时，应采用软枕或其他设施支持身体空隙处。

（2）避免摩擦力和剪切力：如需半卧位，为防止身体下滑，可在足底部放一木垫，并屈髋，腘窝下垫软枕。

（3）保护患者皮肤：保持患者皮肤和床单的清洁干燥是预防压疮的重要措施。每日用温水清洁皮肤，对皮肤易出汗的部位如腋窝、腘窝、腹股沟等处可使用爽身粉。对大小便失禁者，应及时擦洗，及时更换衣服和床单，局部皮肤可涂油剂软膏，以保护润滑皮肤。

（4）背部按摩护理：两手掌蘸少许 50% 酒精，以手掌的大、小鱼际做按摩。从患者臀部上方开始，沿脊柱两旁向上按摩，至肩部时，用力稍轻，以环形按摩，再向下至腰部、骶尾部。如此有节奏地按摩数次，再用拇指指腹蘸 50% 酒精由患者骶尾部开始沿脊柱按摩至第 7 颈椎处。

（5）受压处按摩护理：两手掌蘸少许 50% 酒精，以手掌的大、小鱼际紧贴皮肤做按摩。

（6）加强患者营养：营养不良既是导致发生压疮的内因，也是直接影响压疮愈合的因素。对易出现压疮的患者应给予高蛋白、高热量、高维生素饮食。水肿患者应限制水和盐的摄入，脱水患者应及时补充水和电解质。

（7）鼓励患者活动：鼓励患者积极活动，防止因长期卧床不动而导致各种并发症。

如何防止AD患者跌倒？

人到老年，组织器官的生理功能逐渐老化衰退，五官、四肢的功能出现障碍，平衡能力下降，这直接影响着老年患者的安全。为防止AD患者跌倒，可采取以下措施。

（1）根据患者身材，选择合适的衣裤，穿合脚防滑的鞋，如松紧鞋、橡胶底鞋等。

（2）患者房间光线良好，走道无障碍物；床铺不宜太高；地面要防滑，保持平坦干燥；厕所及走道设有扶手。患者的辅助用品如拐杖等放在患者容易拿到的地方。

（3）反复提醒并教患者行走时抓好扶手，变换体位要慢，生活起居要做到3个30秒，即醒后30秒再起床，起床后30秒再站立，站立后30秒再行走。

（4）生活上对患者加强关心照顾，对步态欠稳、易跌倒者，避免患者独自行动，要搀扶，防跌倒。

（5）督促患者坚持有规律的锻炼能有效预防跌倒，如慢跑、打太极拳等。

家属如何正确应对 AD 患者给家庭带来的压力？

目前，我国AD患者绝大多数是由家中亲属照料，这给家属带来许多压力。首先，家人不仅需花费大量的时间、精力照顾AD患者，还要承担繁忙的家务、工作等，压力比较重；其次，由于家人患上AD，使家属感到自卑和烦恼，随着时间的推移，患者病情的加重，也日益加重了患者家属心理的压抑；最后，家属要长期照顾患者，但缺乏相应的AD护理等方面的知识及家庭以外的社会支持，在长期照顾过程中导致了抑郁、焦虑、紧张、惊慌、厌烦等不良心理状态。面对这些压力，我们家属要正确面对，不能逃避。可以采取以下几点措施。

（1）以科学的态度对待AD患者，树立战胜疾病的信心，使患者能够得到必要的护理及功能训练，增强他们生活自理能力，防止意外的发生。

（2）与同学、同事或朋友经常沟通交流，倾诉自己的心里话，缓解压力。

（3）与邻里、同事保持关系融洽，这样能得到大多数邻居及同事的关心、帮助。

（4）学会倾诉，遇到烦恼时主动倾诉，以获得支持和理解，适当的时候请求别人帮助。

（5）学会适应方法，包括自我监测、放松训练，如听音乐、养鱼、种花草、做自我按摩等，缓解紧张的情绪。

（6）加强与本社区、村庄或附近社区、村庄照料者的交流，互相取长补短。

AD 患者的照顾者有什么样的负担，如何减轻自己的负担并照顾好自己？

AD 患者的照顾者主要存在以下负担。

（1）由于照顾者要面对 AD 患者的日常生活起居等每一个具体而繁琐的生活细节，例如协助患者穿衣、吃饭、上厕所等。长期大量繁重的体力劳动，使照顾者身心疲惫。

（2）AD 患者除了认知功能下降、缺失，生活不能自理外，还存在不同程度的精神、行为障碍，表现为情感障碍、幻觉、幻视、幻听，且易激惹等，照顾者对疾病相关的健康知识了解甚少，缺乏护理知识与技能，尤其是在安全护理措施、疾病预防、沟通方式、服药方法与不良反应、有否合并躯体疾病等方面缺乏了解和认识，造成照顾者心理负担过重。

（3）AD 的持续性加重和照料的花费开支相当高，同时又要占用照顾者在其他方面所需的劳动时间，使其家庭收入相对减少，从而造成 AD 患者家庭经济负担过重。

照顾者可以采取以下措施减轻负担。

（1）学会接受或寻求帮助、支持和照顾，如可以从配偶、其他家人、亲戚、同事及工作单位有关组织得到解决实际问题的帮助、安慰、关心及经济支持。

（2）若有条件的话，可将患者白天安置到相关看护中心，使照料者有属于自己的活动时间和空间。

（3）学会相关照料技能，社区或医疗机构等经常有关于家庭照顾 AD 老人的讲座，它会介绍 AD 的有关知识、患者的异常行为问题和处理方法、照料计划和应付技能。如指导照顾者练习对有行为和精神症状患者的反应；指导照顾者练习当自己生活发生改变时的情感体验；指导照顾者具体的应对技巧，如转移注意力、有效的沟通方式、合理使用触摸等。照顾者学会后可试着运用到生活中去。

（4）对 AD 患者发生的一些精神症状和性格变化，如猜疑、自私、幻觉、妄想等，照顾者无法照料时，可将患者送有关医院就诊。

（5）调节好自己的情绪，学习一些调控情绪的技巧。

（6）生活要有规律，保持充分的睡眠时间，注意劳逸结合，避免过度劳累。

（7）合理饮食、适当锻炼，以提高身体素质，保持充沛精力与体力，更好地照顾 AD 患者。

（8）和家人、朋友、外面的世界保持联系。

（9）为自己安排些时间，定期安排其他照顾者，暂时卸下照顾的责任。

（10）接受家人或朋友的帮助。

（11）定期到医院检查，尤其当你感到特别疲劳、抑郁、筋疲力尽的时候。

AD 患者老是找不到东西，并怀疑别人偷东西怎么办？

AD 患者常常把自己认为重要的物品（手机、手表、首饰、存折、钱财等）藏起来，甚至将啤酒瓶、药罐、饼干、瓜子等藏在不同的地方，事后自己找不到，甚至怀疑东西被别人偷走了，从而不断变换藏东西的地方，与怀疑东西被偷形成恶性循环。

碰到这种情况，要理解这是疾病导致，而不要一味地责怪患者。

应对措施：①避免责怪。由于失智老人记忆力下降，他们记不住东西是自己收起来的、放在哪儿了。因此照护者不要试图责怪或说服老人"是你自己放起来了"，这样做不但起不到效果，反会增加老人的不安和困惑，甚至会激怒老人。②帮助老人妥善保管好。对于贵重物品，帮助老人收放好，或请子女保管；对于钥匙或其他经常藏的东西可提前多制作几个备份，以便找不到时备用。③耐心帮老人寻找。平日细心观察老人经常藏东西的地点，老人找不到时要耐心帮忙一起寻找，最好通过提示或引导，让老人自己把东西找出来。注意：如果家人很快将"丢失"的东西找出来了，反而会引发老人的疑心。④转移注意力。如果东西确实找不到了，可尝试采用转移注意力的方法，例如听听音乐、看看电视、带老人出门散步。

预防保健篇

◆ 预防 AD，哪十大要点被《国际指南》强烈推荐？

◆ 什么是 AD 的一级预防？

◆ 什么是 AD 的二级预防？

◆ 什么是 AD 的三级预防？

◆ AD 患者胃口好就可以多吃一点吗？

◆ ……

预防AD，哪十大要点被《国际指南》强烈推荐？

《国际指南》对19个AD影响因素/干预措施提出Ⅰ级推荐建议，其中10个影响因素/干预措施具有A级证据水平（即强烈推荐）。这10大要点包括：

（1）65岁以上人群应保持体重指数在一定范围内，不宜太瘦。

（2）多从事认知活动，如阅读、下棋等刺激性脑力活动。

（3）保持健康的生活方式，避免罹患糖尿病，对于糖尿病患者应密切监测其认知功能减退情况。

（4）保护头部，避免外伤。

（5）65岁以下人群应保持健康的生活方式，避免罹患高血压。

（6）避免直立性低血压发生，对于直立性低血压患者，应密切监测其认知功能状态。

（7）保持良好的心理健康状态，对于已有抑郁症状的患者，应密切监测其认知功能状态。

（8）放松心情，平时避免过度紧张。

（9）早年应尽可能多地接受教育。

（10）定期检测血同型半胱氨酸水平，对于高同型半胱氨酸血症患者应用维生素B和/或叶酸治疗，同时密切监测其认知功能状态。

除了上述10大要点之外，《国际指南》还明确指出了雌激素替代疗法和乙酰胆碱酯酶抑制剂不推荐用于AD的预防。另外还有一些要点属于弱推荐级别，比如坚持定期体育锻炼，不要吸烟，保证充足良好的睡眠，避免罹患脑血管疾病，及时补充维生素C、叶酸等。

什么是AD的一级预防？

AD的一级预防，也称为病因预防，目的在于消除病因，避免或减少致病因素的影响，防止AD的发生。一级预防是预防工作的重中之重，是最积极、最主动的预防措施，但也是目前预防工作的薄弱环节，应予高度重视。

（1）提高人群对预防疾病重大意义的认识，普及预防 AD 的相关知识，增强主动预防的能力。具体措施：开展有组织、有计划、有重点、全民参与的健康教育，提高人群对 AD 相关知识的知晓率；进行疾病危险因素监测，掌握相关信息与动态。

（2）提高自我保健意识和自我保健能力，增强抗病能力。具体措施：改善工作条件；养成良好的生活习惯，戒烟限酒，合理安排饮食，加强营养；科学锻炼身体，注意劳逸结合；积极治疗躯体疾病，确保健康的身体和乐观向上的精神状态。

（3）消除病因，避免或减少危险因素的影响，保护易感人群。具体措施：寻找病因，消除危险因素。对易感人群如老年人、AD 阳性家族史者、受教育年限较短者、老年女性、有头部外伤史者、高血压者、高血脂者、脑血管疾病患者、高血同型半胱氨酸者、糖尿病患者、有抑郁症病史者、长期过量饮酒者等应积极治疗原发疾病、控制疾病；开展健康状况及疾病监测，及时进行医疗干预。

（4）药物预防。目前没有哪个药物对 AD 的发生有肯定的预防作用。非甾体类抗炎药物长期使用会引发胃肠道出血和肾脏损害，甚至会导致心血管毒性；超过 400IU（国际单位）的维生素 E 会增加老年人的死亡率；雌激素替代疗法仍需要进一步评估其收益和风险；银杏叶提取物是否有预防作用还在验证。目前不主张对非 AD 的认知损害个体使用乙酰胆碱酯酶抑制剂。

什么是 AD 的二级预防？

AD 的二级预防是指对 AD 早期的筛查，以便早发现、早就医、早诊断、早治疗。

（1）提高人群早期识别 AD 的能力。具体措施：指导特定人群的家庭成员、亲属、朋友、同事、邻居、居委会（村委会）干部、社区所在地民警等掌握 AD 的常见早期症状，讲解 AD 的预防知识，指导特定人群定期进行精神状态及智能状况的自我评定，力争做到 AD 的早期发现。

（2）及时送可疑患者就医，争取早诊断，早期得到医疗帮助。具体措施：定期对特定人群进行智能状况调查和相关检查，对发现的可疑患者要做好本人和家属的工作，就近及时到专科医疗机构进行检查，早期明确诊断，接受系统的治疗；定期进行家庭访问，提供相应的咨询服务和健康指导；为各种服务人员提供照料、护理、治疗、康复等方面的指导和培训。

什么是AD的三级预防？

AD的三级预防是指对AD患者的临床管理和生活照料，目的是使患者得到系统的治疗和照料指导，提高其生活质量。

（1）进行积极的系统治疗，阻止或减缓病情进展。具体措施：患者及家属要主动配合治疗和护理，增强患者对治疗的依从性，提高疗效；医护人员要做好健康教育、医护指导和咨询服务工作，减轻患者和家属的精神负担，增强其战胜疾病的信心；对患者应提供较好的医疗条件和休养环境，进行科学、合理、及时的治疗。

（2）创造良好的生活环境，确保患者安全，尽力保持患者的生活自理能力，使其获得最大可能的个人满足和尊严。具体措施：创造良好的生活环境，尽量做到活动行走无障碍，标识醒目易辨认，器物简单不易碎，环境卫生又安全，使患者能够进行更多的自由活动；多与患者进行语言、情感等方面的沟通和交流，使其体会到亲人的关爱；在保证安全的情况下鼓励患者做些力所能及的事情及感兴趣的事情，这有利于增加患者的自信心，也有利于减缓病情的进展。

（3）预防、治疗躯体并发症，尽可能提高患者的生命质量，改善患者一般状况，保持身心健康。具体措施：积极预防、治疗躯体并发症；合理安排生活，科学饮食，保证营养，适当锻炼，注意休息；预防外伤，防止走失。

（4）提高照料人员的照料水平。具体措施：对在家庭或在社区养老、托老等机构中的患者照料者及为其提供各种服务的人员进行照料、护理、治疗、康复等方面的指导和培训；开展家庭教育，传授相关知识及应对患者异常行为的技巧；对照料者提供情感支持，改善照料者本身的身心健康状况。

AD患者胃口好就可以多吃一点吗？

AD患者的家属有时认为，患者要多吃一点，就给他吃，"是病怕三碗"，多吃一点可以增加营养，增强抗病能力。再说，患者要多吃，你不给吃，别人还以为你不孝敬老人了。

其实，AD患者多吃有害无益。动物实验也证明了这一点，吃得越多，发生AD的可能性就越大。其实用不着多吃，消耗多少就应该吃多少，而且上了年纪的人基础代谢率低，更用不着吃太多。可以多吃一些素菜，但是对于水果，还是要适当限制。

AD患者可以吃荤食吗，吃荤食有讲究吗？

我们提倡AD患者饮食要清淡，但也不等于荤的不吃，肉一般分红肉和白肉，白肉有鱼、鸡等，白肉里面低密度脂蛋白（坏的胆固醇）低、高密度脂蛋白（好的胆固醇）高（坏的胆固醇可以导致动脉硬化，而好的胆固醇可以保护动脉）。而牛肉、羊肉、猪肉烧好后都是红的，因此称红肉。红肉里坏的胆固醇高，好的胆固醇低，吃了太多容易出现血管硬化，易导致冠心病、脑动脉硬化。所以红肉要少吃一些，白肉要多吃一些，但是摄入的总热量要低一些。不是说荤的一定不吃，吃一些肉丝是可以的，东坡肉一块很大，可以不吃，用肉丝代替总是可以的，这就是饮食要清淡。

可以适当多吃鱼和鸡蛋。我们发现AD患者血液中多价不饱和脂肪酸（DHA）比正常人低，这种DHA大家是知道的，电视上也播过它的广告。当然不是说血液中DHA低就一定是AD患者了。怎么办呢？是不是可以补充DHA呢？鱼和鸡蛋里含有的DHA较多，吃了以后可以提高血液中DHA的浓度。鸡蛋实际上是一种非常好的食物，它含有一些我们身体所需的必需氨基酸。报纸上有时宣传有些过头，如果AD患者胆固醇不高，每天吃1个鸡蛋是不多的。当然老年人吃鸡蛋不要吃煮的鸡蛋，不易消化，可以吃打在水或汤里面的。还有人提出不要吃蛋黄。但是鸡蛋好吃就好吃在蛋黄，不吃蛋黄，鸡蛋的味道就没有了，而且蛋黄里有卵磷脂，所以蛋黄是可以吃的，但是量要限制，如果胆固醇确实高，也可以隔天吃1个鸡蛋，或者1个星期吃2~3个鸡蛋。

AD患者可以喝点葡萄酒吗？

营养学家提倡AD患者可以喝少量的葡萄酒。现在看来，葡萄酒是一种保健饮料，葡萄皮里含有一种类黄酮的成分，叫白藜芦醇，这种类黄酮成分可以降低血液中的低密度脂蛋白，提高高密度脂蛋白。葡萄酒最早是在法国酿造出来的，法国有两个地方最早出产葡萄酒，这两个地方居民饮食中的脂肪含量比美国人高4倍，但是这两个地方居民的冠心病发病率比美国人低，研究结果认为，这是因为这两个地方的人都喝葡萄酒，由此推测葡萄酒可以预防血管硬化和冠心病。我们也发现在喝葡萄酒的人群中AD的发病率比较低，所以我们提倡可以喝少量的葡萄酒来预防AD。少量是什么概念？指每天喝1次，每次2杯。杯子是指专门喝葡萄酒的杯子，不是指普通玻璃杯，否则就太多了。

为什么提倡老年人嚼一些口香糖？

老年人平时可以嚼一些口香糖，因为嚼口香糖的时候，脑中的海马的活动信号会增强，而海马与AD有关。这说明咀嚼时海马中的脑细胞在工作，否则海马中的脑细胞活动信号怎么会增强呢？因此许多学者认为海马的功能与AD的发生有关，所以老年人可以适当嚼一些口香糖。

为什么提倡老年人适当用脑、适度运动？

脑子不用会生锈，脑子越用越灵；同样身体也要锻炼。提倡老年人适当用脑，可进行如打牌、下棋、搓麻将等，这些都是锻炼脑功能的有效运动。游泳、慢跑、步行、打太极拳也可以延缓脑的衰老和周围神经的退变。老年人的运动一定要有群体性，两三个人或四五个人一起，这样就可以沟通。沟通的过程也锻炼了脑功能。打牌、下棋、搓麻将是群体性的活动，如打牌要4个人，搓麻将也要4个人，但是搓麻将不可以赌钱，只能是作为一种运动。有人专门做了一些调查，在这些被调查者中年纪最大的92岁，搓麻将搓了几十年，脑子很好。有位老人86岁，喜欢搓麻将，脑子也很好。可见喜欢这些运动的人发生AD的概率是比较低的。

AD患者用餐要注意哪些事项？

老人用餐前应先洗手再入座，不要让老人立位用餐，防止因疲劳影响食欲和进食兴趣。食物要有足够的营养供应，肉类、蔬菜、水果等多样化。多选择一些适合老人特点的易咀嚼、易吞咽、易消化的食品。对于坚持久坐困难而徘徊的老人，应劝老人就座进餐。为老人胸前放上餐巾，让老人先饮一杯茶水或开水再进餐。一般老人进餐需1小时左右。完全需要喂食的老人，可将主食与菜混拌一起，这样食物滑润流畅易于喂食。喂食时，要与老人面对面，自始至终注意力集中，态度耐心，喂食的动作顺序、速度合适。吞咽困难者饭菜要细软，易于消化，并预先帮助去除鱼肉的骨刺，也不宜喂大块食物，以免梗阻窒息。用关心的语言提醒鼓励老人进食，边介绍食物名称、口味，边让老人看或品尝，唤起老人的注意和食欲。随时为老人添加食物。同时每日要喂水4~5次，保障老人摄入足够的营养和水分。饮用的食品、汤水或茶水，冷热适宜，温度不可太高，以免烫伤。对于确实难以保证老人摄入机体需要量时，应及时送老人到医院就诊。

戒烟、限酒对预防AD有益吗？

要戒烟。抽烟会导致动脉粥样硬化发生的增加，从而导致心脑血管病发病率升高，进一步引起血管性痴呆。

喝酒过度会导致肝功能障碍，引起脑功能异常。一天喝酒超过0.3L以上的人比一般人更容易得血管性痴呆。因此应当严格戒烟，避免过度喝酒，生活要有规律。

常吃富含胆碱的食物对预防AD有益吗？

AD患者的神经化学异常与认知障碍和记忆障碍有密切相关性。乙酰胆碱能神经元主要位于迈内特（Meynert）基底核，在AD早期即可减少，是患者出现认知、记忆功能障碍的首要原因。因此常吃富含胆碱的食物对预防AD是有一定益处的，目前美国等国家已把石杉碱甲列为保健品应用。

哪些食品对防治AD有益？

胡桃仁含有丰富的不饱和脂肪酸——亚油酸，被机体吸收后会改造成脑细胞的组成物质，而且能降低肠道对胆固醇的吸收，对心脑血管疾病的患者很适宜。

芝麻具有补肾益脑、养阴润燥的作用，对肝肾精气不足兼有口舌干燥、肠燥便秘等症状者较为适宜。

莲子可以补脾益胃、养心安神、益智健脑，兼能益肾固精。适用于心脾两虚、肾虚尿浊、腰膝酸软等症状者服用。

黄花菜可治疗肝肾阴虚，血虚有热引起的健忘、失眠、烦躁、眩晕、头痛、心悸等。黄花菜还被誉为"记忆菜""健脑菜"，是养脑强记的好食物。

花生有润肺、健脾、和胃、养心等作用。花生也叫"花生果"，有明显的抗衰老作用。多食花生可延缓脑功能衰退，抑制血小板聚集，防止血栓形成，降低胆固醇，预防动脉硬化。

大枣可养血安神、补养心脾，对心脾气血两虚的AD患者较为适宜。

桑椹适宜肝肾亏损、心脾气血两亏的AD患者。

桂圆肉适宜心脾气血两虚，兼有畏冷乏力、面足浮肿的AD患者。

葡萄对于AD气血虚弱者较为适宜。

荔枝适宜心脾气血两虚，兼有胃阴不足，心烦口渴的AD患者。

松子用于防治AD，尤其适用于肝肾精亏伴见肺燥阴虚，干咳少痰及肠燥便秘者。

山楂常用于治疗AD兼见高脂血症、糖尿病，对痰浊蒙闭脑窍、血瘀气滞的患者尤为适宜。

咖啡含有抗痴呆症物质吗？

研究表明，咖啡含有抗痴呆症物质，这种物质能减少有害物对身体的影响，有助于防范一些疾病。科学家们认为，当人体内氧与其他化学物质混在一起时，会形成破坏细胞和身体组织的有害物质，这是心脏病、血管病、肿瘤、免疫机制衰退和神经衰弱的致病原因之一。相关研究结果显示，咖啡所含抗痴呆症的物质比茶叶高4倍，且经过烘焙的咖啡豆抗痴呆性更强。

微量元素对AD起什么作用？

铝：它是多种酶的抑制剂。铝可使脑内酶的活性受到抑制，从而使精神状态日趋恶化。

铜：铜在脑部沉积，可导致脑萎缩，灰质和白质退行性改变、神经元减少，最后发展为AD。

锌：可强化记忆力，延缓脑的衰老。

锰：老年人缺锰，会出现智力障碍，反应迟钝。

硒：缺硒可促使大脑和整个机体衰老。

锗：能清除自由基，降低氧的消耗，保护大脑。

中老年人多吃富含锌、锰、硒、锗类的食物，如海产品、贝壳类、鱼类、乳制品、豆类、坚果类、蚕蛹、大蒜、蘑菇等食物，对预防AD的发生是很有益的。

控制铝的摄入对预防AD有何意义？

铝是一种低毒且为人体非必需微量元素，是引起多种脑病的重要因素。它是多种酶的抑制剂。铝可使脑内酶的活性受到抑制，从而使精神状态日趋恶化。因此，长期过量摄入铝，会导致脑内铝含量明显超过正常人，这从对AD患者的尸检获得了证实。饮水中含铝较高的地区该病发病率高。

调节雌激素水平对预防AD有何意义？

雌激素参与了AD发病的各个环节，其对AD的预防作用及分子机制有以下几个方面：①促进神经突触的生长并增加神经生长因子的表达，这种作用是通过雌激素和受体介导的基因组机制起作用。②雌激素通过信号传导途径减少β-淀粉样蛋白的沉积。③雌激素通过其抗炎、抗氧化机制拮抗β-淀粉样蛋白的毒性作用。可用雌激素替代疗法治疗AD，但雌激素对机体的作用有待于进一步研究。

积极防治高血压对预防AD有何意义？

高血压人群患AD的发病率要高于正常人群，分析其原因，可能是血压的先期增高会诱发小血管病变及白质损害而增加患AD的风险。欧洲的研究结果表明，在有高血压的患者群中，通过积极控制血压，AD的发病率可下降近一半。

积极防治脑血管疾病对预防AD有何意义？

以前习惯把AD和血管性痴呆独立分析，近年来的研究结果表明，脑血管疾病加重，会加速AD的病情，是AD的重要发病原因之一。积极防治脑血管病不但可以有效地减少脑卒中、血管性痴呆的发生，还可以有效地预防AD。

积极防治高脂血症对预防AD有何意义？

有研究人员认为，辛伐他汀显著影响人体大脑内的胆固醇代谢。大脑内胆固醇更新的减弱已被认为是AD的发病机制之一，目前已经公认积极防治高脂血症是治疗心脑血管疾病的重要手段之一，也是预防AD和血管性痴呆的可选择性手段之一。

积极防治糖尿病对预防AD有何意义？

糖尿病病程中的高血糖和低血糖都可以造成脑细胞的损伤，但更可怕的是其漫长病程会导致小动脉硬化和肾功能衰退，后者可以对认知功能造成长期的潜在危害，已有众多研究表明，糖尿病可以导致AD的发病率上升，因此临床上强调积极防治糖尿病。

积极防治心脏病对预防AD有何意义？

心脏病既是脑卒中的危险因素，也是AD的诱发因素，通过积极地控制心脏疾病，既可以有效地减少卒中的发生，也可以潜在的预防AD的发生，因此在临床中要高度重视心脏病的防治。

积极防治性病对预防AD有何意义？

梅毒和艾滋病等相对少见，但该类疾病侵犯中枢神经系统时最常见的表现就是痴呆，因此积极防治性病可以更好地保护大脑不受侵犯。

怎样健脑？

一定要勤于用脑。许多智力活动都有助于智力锻炼，如下棋、打牌、猜字谜等，所谓"流水不腐，户枢不蠹"。很多人有一种想当然的想法，认为多用脑会加速痴呆的发生，其实这是一种误解。大脑细胞可以开发的潜力非常巨大，越使用越灵活，只会益智不会失智。

怎样做益智手指操防治AD？

人活动手指可以给脑细胞以直接的刺激，对延缓脑细胞的衰老有很大的益处。因此，老年人可通过打算盘、在手中转动健身球、练习双手空抓、练书法、弹奏乐器等方式来运动手指，从而可预防 AD 的发生。研究表明，通过长期的体育锻炼可以维持和记忆相关脑区的细胞密度。目前认为锻炼的时间长度比锻炼的强度更为重要，强调低强度、较长时间的活动。

附　录

案例及分析

轻度AD案例及分析

患者于4年前被家人发现经常丢三落四，东西放下即忘，外出购物时常忘将所购物品取回。有时说耳旁似有人唱歌，但听不清内容。生活基本可以自理，语言交流无明显障碍。

分析：认知功能与日常生活能力轻度受损：患者对新发生的事容易忘记，生活基本可以自理；行为和精神症状：患者出现幻听。

诊断：轻度AD，合并精神症状。

治疗：接受胆碱酯酶抑制剂治疗，同时可以服用辅酶Q10、B族维生素等，必要时谨慎、短期应用非典型抗精神病药物控制精神症状。

中度AD案例及分析

患者3年来忘事更严重，出门常迷路，回不了家。近2年开始忘记原来很熟练的手艺、技术。近1年来病情日益加重，女儿来看他也不认识，指着他自己的家说"这不是某某的家吗"？吵着要回自己的家。在家反复地无目的地东摸摸西摸摸。不会穿衣，常将双手插入一个袖子中，或将衣服穿反，或将内衣纽扣与外衣纽扣扣在一起。家人给他纠正，他反而生气。判断力明显下降。有时正值夏天却拿出冬天衣服穿，甚至同时穿两件衬衫。语言表达越来越贫乏，经常找不到恰当的词汇。

分析：认知能力进一步下降，定向力、语言能力衰退，除了近事记忆功能下降之外，远事记忆能力也开始受损，日常生活能力明显受损，动作散漫无目的。

诊断：中度AD。

治疗：建议服用胆碱酯酶抑制剂，或美金刚，或胆碱酯酶抑制剂合用美金刚。

重度AD案例及分析

近来患者不知主动进食，或光吃饭，或光吃菜，有时饭吃完了，不知去盛，在空碗中用筷子继续扒拉。有时碗从手中掉到地上也不知道；常呆坐、呆立、呆望，不言不语。从不主动与人交谈，不过问家务事，不关心家里人。

分析：认知功能高度衰退，日常生活能力基本丧失。

诊断：重度AD。

治疗：建议服用胆碱酯酶抑制剂，或美金刚，或胆碱酯酶抑制剂合用美金刚。此时患者一般要进入专业养老机构或护理院。

（魏文石）

忧虑的王阿姨患了AD吗?

王阿姨今年68岁了，从去年开始出现明显忧心忡忡，在家时更是长吁短叹。为什么呢？原来这两三年来，她记忆明显不好了。时常会忘记刚刚才发生在眼前的事，比如刚看过的一集电视剧，与老伴谈起时就不太记得电视剧里的人名和情节。还有日期也不记得，女儿每周带外孙回来一次在家吃饭，也总会忘记了，有两次菜也没买，现在只能靠老伴提醒。到菜市场买菜，有好多次忘记拿回找零就走了。王阿姨身体情况还是很好的，也没有高血压、糖尿病。自己现在能吃能睡，还能照顾患糖尿病的老伴的饮食，有时也带孙女、外孙在小区里玩。但记忆这么差是怎么回事呢？是不是真的得了AD？邻居、朋友都安慰说不可能的，老了以后记忆总会差些的，让王阿姨不要放在心上。王阿姨开始自己也觉得这不太可能，但由于记忆不好，犯的错越来越多，还有一次煮汤时，王阿姨完全忘记了，后来汤烧干了，锅也烧坏了。这些事都让王阿姨很受打击。王阿姨变得越来越忧虑，甚至坐立不安，吃饭吃不香，在房间里走来走去，静不下来，对自己没信心，反复询问老伴自己怎么回事，并且发展到担心家人，怕家人出门会出事。脸上每天不再有笑容，也不愿看电视，甚至也不愿意出门。家里人觉得她得了抑郁症，带她去了精神科门诊，医师说她是抑郁症，给她开了一些抗抑郁和抗焦虑的药物。王阿姨坚持服药，也听从了医师的心理疏导，2个月过去了，情绪比以前好了大半，但是记忆还是老样子，王阿姨还是很担心。这是怎么回事呢？

症状分析：从王阿姨的症状上看，很可能是AD（早期）合并抑郁症。

先从老年人的记忆下降说起，大部分老年人都会感叹，说自己记忆力不如以前了。但记忆力不如从前并不代表就是AD。一般来说，老年人接受新知识的能力比年轻人要差，看书看报也不能像以往一样能清晰的想起书报中的内容。偶尔东西也找不到，这与AD早期表现有些类似。怎么鉴别呢？一是要看程度，比如记忆力有没有差到影响生活，比如做事、做家务能力仍和以往大体差不多，和别人的交往也没问题，日常生活能力也保持，那就不能说是AD。第二是和以往比较，看记忆力下降的速度。正常老年人虽有记忆力下降，但在一两年内都没什么变化。这也不能说是AD。

AD的早期则不同，就像王阿姨这样，记忆力减退有明显慢慢加重的倾向，并且已经影响到了日常生活能力。以前不需要家人提醒的约会与安排现在需要家人提醒了，买菜也没以往精明了，做家务时也因为记忆力不好而发生错误了。不记得日期与时间也是AD的表现之一。因此，我们说，王阿姨记忆力的下降在2年内是明显加重的，并且影响到了日常生活能力。所以很可能确实患有AD。由于王阿姨照顾自己的能力还是很好的，对自身情况也有一定认识，因此初步判断王阿姨AD处于早期。而王阿姨的忧虑情绪，一方面是由于对自身状况的忧虑；另一方面，由于AD引起大脑功能下降，王阿姨控制与稳定自己情绪的能力也被削弱。两方面原因引起了王阿姨的情绪改变。抑郁与焦虑情绪也常见于AD早期。

总体说来，AD早期常被家人与朋友忽视，就是由于人们普遍认为"人老后记忆总会差些"。这也是我国与发达国家观念上的区别。正是这一点，导致许多AD患者延误了早期诊治的时机。因此，应当树立的正确观念是"年老不是记忆力下降的原因，疾病才引起记忆力下降"。早期AD与正常老人良性记忆下降之间的区别，不应该想当然，而应找专科医院专科医师进行诊断与鉴别。

（李　霞）

德高望重的汤教授怎么成了老花痴？

汤教授72岁，是大学的教授。他在学术界很有威望，因此尽管他早已经办了退休手续，学校还是不定期邀请他回来，给学生做讲座或参加会议。但后来，汤教授的一个做法却把校领导着实吓了一跳。怎么回事呢？原来在一次新生开学不久，学校照例邀请汤教授给新生讲话，汤教授开始讲的话并无不妥，但快结束时，他忽然说："谢谢院领导，谢谢市领导，谢谢这么多学生来参加我和小桃的婚礼，婚礼办得很隆重，我很高兴。"汤教授说完后，就走到也坐在大会前排的小桃老师身边，让小桃老师和他回家。怎么回事？汤教授的老伴去世已经8年了，而小桃是位30多岁的教师，她和汤教授除了工作上认识，也没别的关系了。可怜的小桃老师，脸涨得通红，不知怎么办好。校领导赶紧结束了大会，并联系了汤教授的家人，接走了汤教授。

事情还没完，回到家后，汤教授与子女们说，他确实是和小桃结婚了，并且报纸上也登出来了，照片也有，领导也在会议前祝贺他们。说得有鼻子有眼，很认真的。并说既然结婚了，小桃老师就该接回来住。子女一度都糊涂了，打电话联系学校领导和小桃老师核实，完全是子虚乌有。子女让汤教授拿出报纸与照片，汤教授只说有，但说一时找不到。当天事情就这样不了了之。汤教授脾气温和也并不纠缠，此事过后，生活也都如常。就在子女们放下心来时，学校领导又十万火急地打电话找他们，说汤教授自己又去了学校找小桃老师，让小桃老师和他回家。

子女们这回不再迟疑，接到汤教授后直接就带去了老年精神科看病。医师了解病情时，汤教授还是坚持说，他和小桃结婚了，并且还说，小桃婚后也曾来家看过他（子女说根本没有）。医师怀疑汤教授记忆有问题，给他做了简单的记忆测试。结果发现，汤教授做这些简单测试基本都很好，但只有一项，当被要求用100减7连续减时，汤教授做到93-7时怎么也算不出来。这对于理工科的教授而言，这样简单的算术出现困难是很难理解的。因此在子女的要求下，汤教授住进了医院观察。

症状分析：汤教授并非得了"花痴"，而是患上了AD。

汤教授作为高级知识分子，所受教育水平高于一般人。他的知识与认知的贮备水平也高于一般老年人。因此，当大脑功能退化时，由于大脑原先充足的贮备，被削弱的能力可能被补偿或被掩盖。与一般老年人相比，也不能显示出问题。因此受过高等教育的老人，AD的早期症状不易显现出来。即使到了医院，用记忆检测的办法来衡量也达不到AD诊断标准。为什么呢？因为这些记忆检测的工具是面向平均文化水平的老人，划线标准也是依据大众的标准。而对汤教授这样的老人，这些记忆检测就太简单了。

汤教授做减法时出现困难引起了医生注意。如果是一位小学文化程度的老人，所有记忆测试只这一项错误，不会考虑老人患有AD。但考虑到汤教授的背景，再结合他数次无中生有的做法，这就是一个问题了。这说明汤教授大脑的计算力与记忆力都有受损的客观依据。

汤教授为什么会认为他和小桃结婚了呢，并且还说得这么具体生动。推断看，汤教授并不是故意编故事，而可能是他把梦里发生的事与现实混淆了，或把别人身上或报纸上发生的事情与自己的事情混淆了，还可能就是脑功能下降后出现了凭空的想象。这在医学上称为错构或虚构，多数时候是大脑受损的表现。

后记：半年后，汤教授的记忆损害表现明显了，刚发生的事情很快忘记，但不再主动提起小桃的事。对家里或学校发生的事漠不关心，生活能力也出现下降，不再读书看报，洗脸等个人生活料理需人督促，小便有时会解于身上。

（李　霞）

钱妈妈为什么猜疑心重，还视垃圾为宝？

钱妈妈78岁，一辈子含辛茹苦。子女们都很有出息。有在国外大公司工作的，也有在国内公司做了总经理的，并且个个都很孝顺。钱妈妈的老年生活应该很如意，但是子女们发现，妈妈逐渐变了，变得猜疑。找不到东西，就疑神疑鬼，说是这个或那个人来的时候拿走的。有时家人帮她找到了，也认为是那个偷走东西的人因为害怕所以还回来了。由于钱妈妈年龄大了，又总找不到东西，儿女们就给她找了个保姆照顾她，但钱妈妈总是怀疑保姆拿了她的东西，所以每个保姆来家做几天就都委屈地跑了。钱妈妈自己也拒绝请保姆，子女们只好轮流来照顾她。钱妈妈对自己子女倒不太猜疑，但对媳妇与女婿却也不满。总的来说，就是怀疑别人会拿走她的财物。自己家人受些委屈也就算了，可子女们后来发现，妈妈竟然会在小区附近捡垃圾，比如可乐瓶之类的瓶瓶罐罐和别人丢弃的报纸。钱妈妈捡回来后，用大塑料袋装起来，藏在床底下；藏不下了，就在角落里、空的柜子里堆着。子女们问起，说是她有用的东西。如果当她面打开或扔掉，钱妈妈即刻大怒，好像家人要拿走她的宝贝一样。眼看家里这样堆积下去，就要成了臭烘烘的废品站。家人万般无奈下，只好趁钱妈妈睡着了，或是外出时，偷偷将这些东西远远扔掉。说来也怪，钱妈妈回来后，多数时候并不记得这些袋子有多少。她只是不断地从外面捡回来，家人就不断地偷偷扔掉。就这么着，邻居却看不下去了，钱妈妈的子女这么有钱，怎么让自己妈妈在外面捡垃圾呢？因此，钱妈妈的儿女们几度商议，来到老年精神科门诊咨询。

症状分析：钱妈妈很可能患了AD。猜疑、性格变化、收藏垃圾的症状在AD患者中并不少见。

首先，我们要看到，钱妈妈的记忆力已经有所下降了。尽管记忆力下降并不是钱妈妈子女苦恼的原因，但这一点明确存在而且可能正是钱妈妈猜疑的根源之一。钱妈妈总找不到东西，自己放在家里的东西怎么会找不到呢？主要就是放下了记不住。由于记不住，老人更是想将某些重要的东西藏好。但正经藏好后，又完全记不起了。因此怎么找也找不到后，老人想这些东西放在家里怎么能没呢？当然就可能是别人拿走了，几次下来，东西老不见，老人的疑心就越来越重了。加上患AD后，判断能力有所削弱，接受别人解释的能力也下降，所以一旦形成了疑心的想法后很长时间内是不容易改变的。另外，钱妈妈不能记住自己家里收藏的垃圾宝贝有多少，常捡回来数目未增加，钱妈妈也不觉察，这一点也证实钱妈妈的记忆力与判断力都有受损。钱妈妈收藏垃圾的行为也是她的判断力削弱的表现，患上AD的老人，会认为那些垃圾是值钱的东西，或者认为自己是贫穷的人，要捡垃圾卖钱度日。这些想法也不是靠说理或者子女们更多地给钱能改变过来的。

（李　霞）

手术后的赵老伯难道得了精神病吗？

赵老伯今年有81岁了，身体没有什么大毛病。最近老伴反映他情绪不太好，不愿意出门，在家也烦躁，成天闷闷不乐。以前喜欢花鸟现在也不喜欢了，以前管家里大大小小的支出、收入账目现在也不管了，每月工资发下来就交给了老伴。子女们来探望时也明显感到父亲情绪没以前好，家人来去也不像往常那么关心。子女们猜想是不是父亲生病了，于是带父亲到大医院做了全身检查。检查后，医师说赵老伯的甲状腺长了一个瘤，建议做手术。孝顺的子女们想，原来父亲还是生病了呀，那就做手术吧，手术后也许父亲就开心了呢。

赵老伯的手术进行得很顺利，子女们安下心来，准备让父亲在医院康复几天后就出院。可就在手术后第二天，意想不到的事情发生了。赵老伯晚上突然暴怒，要求回家，并且要拔掉身上的引流管和点滴的针管，大叫大嚷，坚持要出院，怎么都拦不住，医院的护理人员按住他的手，不让他拔管子，他就用脚踢，还大叫救命！一个晚上折腾得整个病房的人都没法睡觉。病房的医师也束手无策，火速请求精神科医师会诊。

第二天精神科医师来时，赵老伯已经安静下来，说话也很有条理，对昨晚发生的事多数都不记得了。再询问了一些关系到记忆的问题，结果发现，赵老伯对当前的季节、月份、年份和日期都说不太清楚，记忆力也有了明显的损害。精神科医师找来赵老伯的子女，询问他手术前记忆力的情况，子女们说："81岁了，记忆总归是差的，忘记这忘记那的还不是正常的？"经过提醒，子女们想到赵老伯这两年的记忆的确下降得明显了，与什么人约定好了的日期总是忘记，需要别人提醒。原来是由他来管理家里的钱，现在也管理不好了，总也算不清楚账，所以今年开始把家里管钱的事交给了老伴。但这些事情子女们都觉得没什么大不了，只是见到父亲成天不开心的样子，有点揪心，现在父亲变成了这样，难道做个手术引发了赵老伯的精神病？

症状分析：赵老伯并没有得精神病，他可能是患上了AD。他本来就已有大脑功能的损害，在做了手术后突然恶化，表现为急性脑功能异常，医学上称为谵妄。

首先，赵老伯记忆力有缺损。从其子女的讲述看，这两年赵老伯的记忆力明显下降，并且影响到了日常生活能力：记不住约会安排，算不清账目。而且医师的检查也证实了这一点。不过由于目前赵老伯处于急性脑功能异常表现期，医师给赵老伯的记忆检查还不是最可靠的，要等这段时间过去了，再给赵老伯做详细的记忆检查，那时候的检查结果才更可靠。

第二，赵老伯的情绪问题也可能是AD伴发的抑郁状态。赵老伯显得兴趣索然、易烦、对家人不关心等特点是抑郁的表现，如果同时或更早期伴有记忆力的减退，加上赵老伯已有81岁，所以应先考虑到他患上AD的可能性。

　　最后，赵老伯的吵闹、不合作、不合理的行为并不是突发精神病。AD的患者往往会由于躯体疾病、外伤、手术等情况而出现病情加重或恶化。这是由于AD患者的大脑本来已受损害，已经很脆弱。当身体生病时，大脑需要调集更多的功能对抗疾病。而疾病本身会影响大脑所需的氧气和营养供应，破坏大脑原有的平衡，从而出现意识不清、抗拒、行为乱的情况。有些患者甚至会看见可怕的东西或听见可怕的声音，出现恐惧、紧张、狂奔、敌对、冲动等表现。这些表现时轻时重，多数情况下在夜晚时更明显，此时患者虽然与人可以对答，但意识并不是很清楚，患者安静时常不能完全回忆这些情况。

（李　霞）

老胡怎么会突然迷路呢？

　　老胡今年 52 岁。2 年前还在工作时，同事就发现他丢三落四，总是出错，家人也发现他记忆力不好。年龄还不算太大，怎么记忆这么差呢？于是家人带他去了记忆障碍门诊。经过医师诊断，老胡患上了早老性AD。医师说这个病也没啥好办法，开了些药让他们回去了。回去以后，老胡家人帮他到单位办了病退手续，就让老胡待在家里。2年过去了，老胡在家中倒也没什么不好，每天睡到自然醒，到小区转转，和人聊聊天，回家做些简单家务，除了记忆不好，有时说话啰唆几遍，其他倒也没什么事。可是1 个月前，老胡家里却炸开了锅。为啥？老胡忽然失踪了！从早上出门后，老胡就再也没见人影。到了晚上也没见回家。家人急得到处寻找，可怎么也找不到，家人只好报警。到了第三天，民警通知说在路旁的草丛中找到了老胡！家人急忙去看，见老胡人瘦了一圈，全身肮脏，也不认识家人了，路也不会走了，说话也说不清楚。老胡家人见状，给老胡稍做清洗后，立即带他去看病。检查后发现，老胡明显脱水、急性肾功能衰竭、电解质紊乱、肺部感染、右脚拇指骨折、全身多处挫裂伤。根据医师推测，老胡可能这3天基本未进食也未进水，并且还可能摔倒过。1个月过去了，老胡的病情有所改善，肾功能衰竭和肺部感染都控制住了，进食进水也正常了。但老胡仍然时而清楚时而糊涂，糊涂时不认识家人，表现恐惧紧张的样子；

清楚时稍好些，但却怎么也说不清楚。家里人忧心又焦虑，一切都好端端的，怎么就会突然变成这样呢？

症状分析：老胡会出现迷路走失，可能是AD的进展所致。

AD的病情一般呈缓慢进展，很多时候家人如果不仔细观察，还以为患者的病情还维持原样。并且随着时间的推移，家人会误认为患者就是这样了，并放松下来。而事实上，目前还没有任何一种药物能使AD的进展停滞，患者一旦确诊AD，家属就应做好心理准备，患者的病情会慢慢地进展，开始的时候，记不住刚发生的事，以后慢慢久远的事情也不记得。开始时对住处周围的路线都很清楚，以后就慢慢地只认识小区、只认识家门口的一段路，最后会发展到连自己家也不认识。迷路是AD中期的常见表现之一。迷路后老人往往心慌、害怕，更不择路。又不知如何求助，有时还误入了高架等地方就更危险。时间过去久了，无法进食进水，老人又慌张，所以很容易出意外。老胡的情况正是如此，他病情的进展家人可能未曾细心觉察，又没有想到他独自外出的危险性，因此酿出此祸。在外3天的老胡，没有进水进食，身体健康也受到影响，因此其病情就明显加重了。

鉴于此，对于AD的患者，要注意观察其病情进展情况，如果自己观察不了，可以规律（例如每月或每隔2个月）去AD门诊或记忆障碍门诊，由医师进行判定。如果病情已进展到接近中度AD的程度时，就不能让患者独自出门了。即使有人陪护，为防万一，也要在患者的口袋或胸前放上标签，写明家中的地址和电话。如果可能，要耐心教患者在必要时使用这张标签。

（李　霞）

AD患者的参考食谱

轻度AD患者的参考食谱

这一阶段的患者大多生活都能自理，但记忆力减退，特别表现在近记忆减退，患者都能进食，但进餐的速度较慢，个别患者也有饥饱无度的表现。这一阶段的饮食以植物性为主的老年平衡膳食为原则。其能量和主要营养素可参照一般老年人要求。

	早	午	晚	加餐
周一	低脂奶，煮蛋1个，菜包子	清蒸鱼（少刺），软饭，菜心香菇，番茄冬瓜汤	韭菜豆腐干，瘦肉水饺，拌蔬菜	酸奶，水果
周二	低脂奶，麦片粥，茶叶蛋，花卷	杂米饭，虾仁肉丝，煮干丝，苦瓜烩菌菇	青椒鸡丝，荞麦面条，番茄黄瓜	
周三	低脂奶，赤豆莲心粥，蒸发糕	山芋饭，洋葱牛肉丝，番茄土豆汤	肉末番茄蛋花卤面、卤豆腐干一小碟	
周四	低脂奶，面包夹蛋片，小黄瓜1条	杂米饭，青椒茭白豆腐干丝，山药木耳，杏仁炖瘦肉	红烧鲳鱼，芹菜豆腐干，红枣核桃豆粥	
周五	低脂奶，发面饼，茶叶蛋	杂米饭，参芪炖鱼头，鲜菇烩素	荠菜瘦肉馄饨，百合南瓜	
周六	低脂奶，五香小豆干，核桃芝麻莲子糊	菜心蘑菇，烩米粉，肉末蒸蛋一小碗	毛豆，芋头炖鸭，生菜	
周日	低脂奶，米仁燕麦粥，山药茯苓包	软饭，木耳炒黄豆，炖排骨，芥蓝	大白菜，疙瘩汤，西葫芦烩虾仁	

中度AD患者的参考食谱

这一阶段的患者自理能力差，认知功能障碍较为明显，自主进餐的能力下降，此时的食物应柔软、易吞咽。忌用大块、带骨刺和坚硬的食物，少食多餐，并有人帮助其进食，每日进餐5次。

	早	加餐	午	水果	晚	加餐
周一	低脂奶，小包子	蒸蛋，饼干	番茄蛋花细面条	苹果（去皮、去核）	芙蓉鸡丝丝瓜	酸奶1小杯
周二	低脂奶，粥，肉松	豆腐脑	菜肉馄饨	去核柑橘	西葫芦烩鱼丸，红豆粥	酸奶1小杯
周三	低脂奶，麦片粥	枣泥羹	肉末豆腐，丝瓜细面条	猕猴桃	土豆末牛肉丸，软饭，刀豆丝	酸奶1小杯
周四	低脂奶，蒸发糕	杏仁豆腐	冬瓜丸子汤，荠菜末豆腐，花卷	草莓	蒸鱼饼，佛手瓜丝	酸奶1小杯
周五	低脂奶，粥，肉松	杞子茶，小蛋糕	芙蓉肉丝菜末粥	生梨（去皮、去核）	青菜豆腐鸡肉，小水饺	酸奶1小杯
周六	低脂奶，玉米糊	西米露	西兰花胡萝卜鸡丁杂末粥	香蕉	青豆粉皮，蘑菇虾仁面条	酸奶1小杯
周日	低脂奶，蛋片三明治	水果藕粉	黄瓜瘦肉菜粥	柚子（去核、去皮）	虾仁豆腐，胡萝卜浓汤，软饭	酸奶1小杯

重度AD患者的参考食谱

这一阶段的患者大多生活不能自理，记忆力减退，特别表现在患者进食和吞咽困难，饮食不当容易发生意外，这一阶段的饮食宜进食糊状饮食或管喂来提供营养。

（1）糊状饮食

早餐（6：00）：牛奶麦片糊

点心（9：00）：鸡蛋米糊

中餐（12：00）：肉蓉菜蓉过筛粥

点心（15：00）：果泥羹

晚餐（18：00）：胡萝卜鸡蓉米糊

点心（21：00）：牛奶淀粉酪

（2）匀浆（将每天所需食物煮熟后用食物处理机打成糊状后去掉残渣加汤水混成所需浓度，再次加热灭菌后分餐管喂）配方举例：米饭2碗，鸡蛋1只，番茄150g，胡萝卜150g，牛奶2杯，猪瘦肉50g，豆腐200g；适量盐、食用油、多种维生素矿物质1片。

（3）配方膳食（适合乳糖不耐受而需要管喂者）：乳清蛋白、大豆分离蛋白、麦芽糊精、油脂、盐、多种维生素矿物质1片等（在清洁的条件下，根据能量和浓度的要求配制成液体）。

（4）商业配方（根据自身条件，购买市场上整蛋白型肠内营养制剂）：佳膳、能全素、安素、高蛋白营养粉等。

AD常用的量表检查

表1 痴呆简易筛查量表（BSSD）

指导语：老年人常有记忆和注意等方面的问题，下面有一些问题检查您的记忆和注意能力，都很简单，请听清楚再回答。

问题	正确	错误
1.现在是哪一年	1	0
2.现在是几月份	1	0
3.现在是几日	1	0
4.现在是星期几	1	0
5.这里是什么市（省）	1	0
6.这里是什么区（县）	1	0
7.这里是什么街道（乡、镇）	1	0
8.这里是什么路（村）	1	0
9.取出五分硬币，请说出其名称	1	0
10.取出钢笔套，请说出其名称	1	0
11.取出钥匙圈，请说出其名称	1	0
12.移去物品，问"刚才您看过哪些东西"（五分硬币）	1	0
13.移去物品，问"刚才您看过哪些东西"（钢笔套）	1	0
14.移去物品，问"刚才您看过哪些东西"（钥匙圈）	1	0
15.一元钱用去7分，还剩多少	1	0
16.再加7分，等于多少	1	0
17.再加7分，等于多少	1	0
18.请您用右手拿纸（取）	1	0

续表

问题	正确	错误
19.请将纸对折（折）	1	0
20.请把纸放在桌子上（放）	1	0
21.请再想一下，让您看过什么东西（五分硬币）	1	0
22.请再想一下，让您看过什么东西（钢笔套）	1	0
23.请再想一下，让您看过什么东西（钥匙圈）	1	0
24.取出图片（孙中山或其他名人），问："请看这是谁的相片？"	1	0
25.取出图片（毛泽东或其他名人），问："请看这是谁的相片？"	1	0
26.取出图片，让被试者说出图的主题（送伞）	1	0
27.取出图片，让被试者说出图的主题（买油）	1	0
28.我国的现任总理是谁	1	0
29.一年有多少天	1	0
30.中华人民共和国是哪一年成立的	1	0

痴呆简易筛查量表（BSSD）由张明园于1987年编制，该量表易于掌握，操作简便，可接受性高，是一个有效的、适合我国国情的痴呆筛查量表。该量表是应用较为广泛的痴呆量表，包括30个项目：常识/图片理解（4项），短时记忆（3项），语言（命令）理解（3项），计算/注意（3项），地点定向（5项），时间定向（4项），即刻记忆（3项），物体命名（3项）及一些认知功能等。

该量表的分数范围为0~30分。分界值为文盲组16分，小学组（教育年限≤6年）19分，中学或以上组（教育年限>6年）22分。

表2 简易智力状态检查量表（MMSE）

下面是检查认知智力功能的一些问题，请直接向被试者询问，并根据被试者的实际表现和回答结果进行选择。注意：测验时，不要让其他人干扰检查。（1.正确　2.错误　3.拒绝回答　4.说不会做　5.文盲）

1. 今年的年份？	年	1 2 3 4 5
2. 现在是什么季节？	季节	1 2 3 4 5
3. 今天是几号？	日	1 2 3 4 5
4. 今天是星期几？	星期	1 2 3 4 5
5. 现在是几月份？	月	1 2 3 4 5
6. 你能告诉我现在我们在哪里？	例如：现在我们在哪个省、市？	
例如：现在我们在哪个省、市？	省（市）	1 2 3 4 5
7. 你住在什么区（县）？	区（县）	1 2 3 4 5
8. 你住在什么街道？	街道（乡）	1 2 3 4 5
9. 我们现在是第几层？	层楼	1 2 3 4 5
10. 这儿是什么地方？	地址（名称）	1 2 3 4 5

11. 现在我要说三样东西的名称，在我讲完之后，请你重复说一遍，请你好好记住这三样东西，因为等一下要再问你的（请仔细说清楚，每一样东西1秒钟）。"皮球""国旗""树木"，请你把这三样东西说一遍（以第一次答案记分）。

皮球	1 2 3 4 5
国旗	1 2 3 4 5
树木	1 2 3 4 5

12. 现在请你从100减去7，然后从所得的数目再减去7，如此一直计算下去，把每一个答案都告诉我，直到我说"停"为止。

（若错了，但下一个答案是对的，那么只记一次错误）。

93	1 2 3 4 5
93-7 =	
86	1 2 3 4 5
86-7 =	
79	1 2 3 4 5

79-7 =

72　　　　　　　　　　　　　　　　　　　　　　　1　2　3　4　5

72-7=

65　　　　　　　　　　　　　　　　　　　　　　　1　2　3　4　5

13. 现在请你告诉我，刚才我要你记住的三样东西是什么？

皮球　　　　　　　　　　　　　　　　　　　　　1　2　3　4　5

国旗　　　　　　　　　　　　　　　　　　　　　1　2　3　4　5

树木　　　　　　　　　　　　　　　　　　　　　1　2　3　4　5

14. 请问这是什么？

拿出你的手表　　　　　　　　　　　　　　　　　1　2　3　4　5

拿出你的铅笔　　　　　　　　　　　　　　　　　1　2　3　4　5

15. 现在我要说一句话，请清楚地重复一遍，这句话是："四十四只石狮子。"（只许说一遍，只有正确，咬字清楚的才记1分）。

四十四只石狮子　　　　　　　　　　　　　　　　1　2　3　4　5

16. 请照着这张卡片上所写的去做。

把写有"闭上您的眼睛"大字的卡片交给受访者（如果他闭上眼睛，记1分）。

闭眼睛　　　　　　　　　　　　　　　　　　　　1　2　3　4　5

17. 请用右手拿这张纸，再用双手把纸对折，然后将纸放在你的大腿上。

访问员：说下面一段话，并给他一张空白纸（不要重复说明，也不要示范）。

用右手拿纸　　　　　　　　　　　　　　　　　　1　2　3　4　5

把纸对折　　　　　　　　　　　　　　　　　　　1　2　3　4　5

放在大腿上　　　　　　　　　　　　　　　　　　1　2　3　4　5

18. 请你说一句完整的、有意义的句子（句子必须有主语、动词）。

记下所叙述句子的全文　　　　　　　　　　　　　1　2　3　4　5

19. 这是一张图，请你在同一张纸上照样把它画出来（如：两个五边形的图案，交叉处形成1个小四边形）。　　　　　　1　2　3　4　5

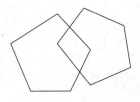

简易智力状态检查表（MMSE）由 Folstein 于 1975 年编制，是最具影响的认知缺损筛选工具之一，被选入诊断用检查提纲（DIS），用于美国 ECA 的精神疾病流行病学调查。国内有李格和张明园两种中文修订版本，均曾大规模测试。国内以张氏等于 1988 在上海的预初试验结果修订的版本应用最多。

MMSE 共 19 项。项目 1~5 是时间定向；6~10 为地点定向；项目 11 分 3 小项为语言即刻记忆；项目 12 为 5 小项，检查注意力和计算力；项目 13 分 3 小项，查短程记忆；项目 14 分 2 小项，为物体命名；项目 15 为语言复述；项目 16 为阅读理解；项目 17 为语言理解，分 3 小项；项目 18，原版本为写一句句子，考虑到中国老人的教育程度，改成说一句句子，检测言语表达；项目 19 为图形描画。合计 30 个小项。

MMSE 总分为 30 分，按教育程度分界值：文盲 17 分，小学文化程度 20 分，中学及中学以上文化程度 24 分，低于分界值可认为存在认知功能缺损。该量表评定方法简便，易于操作，对主试者要求不高，只要经过适当培训均可操作，适用于社区和基层，其主要用途为筛查，可疑对象再进一步检查明确诊断。

表3 画钟测验

1. 四分法

要求患者在白纸上独立画出一个钟，并标出指定的时间（例如9点15分），受检老人要在10分钟内完成。画钟测验的计分方法有多种，目前国际上普遍采用四分法计分。

画出闭锁的圆（表盘），1分；将数字安置在表盘上的正确位置，1分；表盘上12个数字正确，1分；将数字安置在表盘的正确位置，1分。

3~4分表明认知水平正常，0~2分则表明认知水平下降。

2. 七分法

给被试者一张空白的纸和笔，指导语："我想让你画一个钟的面子，要有所有的数字。"当被试者画好钟面时，指导语："现在画指针，画3点40分。"

画钟测验评分表：满足条件时得1分。

（1）只有12个数字都有时才能得分。

*1~12之间数字不全，错误；

*1~12以外的数字，错误；

*不相关的数字，如20，错误。

（2）所有数字的顺序正确。

*数字必须是越来越大。

（3）所有数字位置正确。

*把钟分为四个区域，每区有3个数字；

*每区中数字正确（如1、2、3在右上区域）。

（4）要有两个指针。

*必须是指针，如为破折号或圆圈数字算错。

（5）时针指向"4"。

*必须接近"4"，而不是其他数字。

（6）分针正确。

*分针必须是接近"8"，而不是其他数字。

（7）时针、分针比例恰当（时针比分针短）。

*患者可能会说"这个（时针）短一点"。

最高分"7分"。

　　画钟测验是用于痴呆检查的常用方法，对顶叶和额叶损害敏感，常用于痴呆的筛查。画钟测验从正常人中检出阿尔茨海默病患者的敏感度为86.0%，特异性为96.0%。

　　目前国际上普遍采用4分法计分。画钟测验看似简单，完成它却需要很多认识过程参与。本测验的文化相关性很小，不管是什么语言，什么文化程度，只要能够听懂简单的提示语，都能按要求画出钟来。患者容易接受，医生也易于掌握，假如一个智力正常的老年人突然画不出一个完整的钟，他的认知水平肯定是下降了。

表4 汉密顿抑郁量表（HAMD）24项版

5级评分项目：

（0）为无　　　（1）轻度　　　（2）中度　　　（3）重度　　　（4）很重

3级评分项目：

（0）为无　　　（1）轻度~中度　　　（2）重度

1.抑郁情绪

　只在问到时才诉述；（1）

　在言语中自发地表达；（2）

　不用言语也可从表情、姿势、声音或欲哭中流露出这种情绪；（3）

　患者的自发语言和非自发语言（表情、动作），几乎完全表现为这种情绪。（4）

2.有罪感

　责备自己，感到自己已连累他人；（1）

　认为自己犯了罪，或反复思考以往的过失和错误；（2）

　认为目前的疾病，是对自己错误的惩罚，或有罪恶妄想；（3）

　罪恶妄想伴有指责或威胁性幻觉。（4）

3.自杀

　觉得活着没有意义；（1）

　希望自己已经死去，或常想到与死有关的事；（2）

　消极观念（自杀念头）；（3）

　有严重自杀行为。（4）

4.入睡困难

　主诉有时有入睡困难，即上床后半小时仍不能入睡；（1）

　主诉每晚均有入睡困难。（2）

5.睡眠不深

　睡眠浅多噩梦；（1）

　半夜（晚上12点以前）曾醒来（不包括上厕所）。（2）

6.早醒

　有早醒，比平时早醒1小时，但能重新入睡；（1）

　早醒后无法重新入睡。（2）

7.工作和兴趣

提问时才诉述；（1）

自发地直接或间接表达对活动、工作或学习失去兴趣，如感到没精打采，犹豫不决，不能坚持或需强迫自己去工作或活动；（2）

病室劳动或娱乐不满3小时；（3）

因目前的疾病而停止工作，住院患者不参加任何活动或者没有他人帮助便不能完成病室日常事务。（4）

8.迟缓：指思维和语言缓慢，注意力难以集中，主动性减退。

精神检查中发现轻度迟缓；（1）

精神检查中发现明显迟缓；（2）

精神检查进行困难；（3）

完全不能回答问题（木僵）。（4）

9.激越

检查时表现得有些心神不定；（1）

明显的心神不定或小动作多；（2）

不能静坐，检查中曾站立；（3）

搓手，咬手指，扯头发，咬嘴唇。（4）

10.精神性焦虑

问到时才诉述；（1）

自发地表达；（2）

表情和言谈流露明显忧虑；（3）

明显惊恐。（4）

11.躯体性焦虑：指焦虑的生理症状，包括口干、腹胀、腹泻、打嗝、腹绞痛、心悸、头痛、过度换气和叹息，以及尿频和出汗等。

轻度；（1）

中度，有肯定的上述症状；（2）

重度，上述症状严重，影响生活或需加处理；（3）

严重影响生活和活动。（4）

12.胃肠道症状

食欲减退，但不需他人鼓励便自行进食；（1）

进食需他人催促或请求或需要应用泻药或助消化药。（2）

13.全身症状

四肢、背部或颈部沉重感，背痛，头痛，肌肉疼痛，全身乏力或疲倦；（1）

上述症状明显。（2）

14.性症状：指性欲减退、月经紊乱等。

轻度；（1）

重度。（2）

不能肯定，或该项对被评者不适合。（不计入总分）

15.疑病

对身体过分关注；（1）

反复考虑健康问题；（2）

有疑病妄想；（3）

伴幻觉的疑病妄想。（4）

16.体重减轻

1周内体重减轻1斤以上；（1）

1周内体重减轻2斤以上。（2）

17.自知力

知道自己有病，表现为忧郁；（0）

知道自己有病，但归于伙食太差、环境问题、工作过忙、病毒感染或需要休息等；（1）

完全否认有病。（2）

18.日夜变化（如果症状在早晨或傍晚加重，先指出哪一种，然后按其变化程度评分）

轻度变化；（1）

重度变化。（2）

19.人格解体或现实解体：指非真实感或虚无妄想。

问及时才诉述；（1）

自发诉述；（2）

有虚无妄想；（3）

伴幻觉的虚无妄想。（4）

20.偏执症状

有猜疑；（1）

有关系观念；（2）

有关系妄想或被害妄想；（3）

伴有幻觉的关系妄想或被害妄想。（4）

21.强迫症状：指强迫思维和强迫行为。

问及时才诉述；（1）

自发诉述。（2）

22.能力减退感

仅于提问时方引出主观体验；（1）

患者主动表示能力减退感；（2）

需鼓励、指导和安慰才能完成病室日常事务或个人卫生；（3）

穿衣、梳洗、进食、铺床或个人卫生均需他人协助。（4）

23.绝望感

有时怀疑"情况是否会好转"，但解释后能接受；（1）

持续感到"没有希望"，但解释后能接受；（2）

对未来感到灰心、悲观和绝望，解释后不能排除；（3）

自动反复诉述"我的病不会好了"或诸如此类的情况。（4）

24.自卑感

仅在询问时诉述有自卑感（我不如他人）；（1）

自动诉述有自卑感（我不如他人）；（2）

患者主动诉述："我一无是处"或"低人一等"，与评2分者只是程度的差别；（3）

自卑感达妄想的程度，例如"我是废物"等类似情况。（4）

结果分析：

总分<8分：正常；总分在8~20分：可能有抑郁症；总分在20~35分：肯定有抑郁症；总分>35分：严重抑郁症。

汉密顿抑郁量表（HAMD）是临床上判定抑郁状态最常用的量表，同样适用于AD患者，大部分采用5级评分法，少部分按3级评分。

根据精神状态检查及临床观察后综合评定，总分超过35分可能为严重抑郁，超过20分可能为轻或中等抑郁，小于8分没有抑郁。

表5 临床痴呆评定量表（CDR）

功能	正常 CDR=0	可疑 CDR=0.5	轻度 CDR=1	中度 CDR=2	重度 CDR=3
记忆力	无记忆丧失或偶尔的健忘	轻度的记忆损害，良性遗忘症	中度的记忆损害，近记忆完全损害，干扰正常生活	严重的记忆损害，仅保留熟悉的知识，学习新知识能力下降	严重记忆损害，仅有片断记忆
定向力	定向完整	定向完整	时间定向有损害，人物、地点定向正常，偶有地理定向障碍	时间定向丧失，经常地点定向障碍	人物定向力相对保留
判断和解决问题能力	能正确解决日常问题，根据过去的经验判断正确	解决问题能力和判断异同问题的能力轻度损害	解决复杂问题能力中度损害，社会判断能力轻度损害	解决问题和判断问题的能力严重损害	解决问题、判断问题的能力完全丧失
工作及社交能力	社交、工作、购物、商务及理财能力正常	这类活动可疑性损害	完全独立处理社交活动能力障碍，但仍能处理某些社会活动	独立处理社交活动能力丧失，但仍能做一些户外活动	独立处理社交活动能力丧失，户外活动能力丧失
家庭生活、个人嗜好	家庭生活、个人嗜好及兴趣正常	家庭生活、个人嗜好及兴趣轻微损害	家庭生活能力轻度损害，家务活动感困难，嗜好及兴趣受限	仅能做简单的家务，兴趣明显减退，嗜好丧失	家务能力及兴趣、嗜好完全丧失
独立生活能力	完全独立生活	完全能照顾自己	需要他人敦促	在穿衣、个人卫生等方面需他人帮助	日常生活依赖他人，常有大小便失禁

评分标准：

记忆（M）是主要项目，其他是次要项目。

如果至少3个次要项目计分与记忆计分相同，则CDR=M；

当3个或以上次要项目计分高于或低于记忆计分时，CDR=多数次要项目的分值；

当3个次要项目计分在M的一侧，2个次要项目计分在M的另一侧时，CDR=M。

当M=0.5时，如果至少有3个其他项目计分为1或以上，则CDR=1；

如果M=0.5，CDR不能为0，只能是0.5或1；

如果M=0，CDR=0，除非在2个或以上次要项目存在损害（0.5或以上），这时CDR=0.5。

特殊情况：

1. 次要项目集中在M一侧时，选择离M最近的计分为CDR得分（例：M和一个次要项目=3，2个次要项目=2，2个次要项目=1，则CDR=2）。

2. 当只有1个或2个次要项目与M分值相同时，只要不超过2个次要项目在M的另一边，CDR=M。

3. 当M=1或以上，CDR不能为0。在这种情况下，当次要项目的大多数为0时，CDR=0.5。

临床痴呆评定量表（CDR）由John Morris编制，可对痴呆患者认知功能和社会生活功能损害的严重程度进行临床分级。适用于AD或其他痴呆症。采用临床半定式访谈患者和知情者来获得信息，评估受试者六方面的表现（记忆、定向、解决问题、社区事务、家庭生活、生活自理），按严重程度分为5级，即健康、可疑痴呆、轻度痴呆、中度痴呆和重度痴呆。

表6 总体衰退量表（GDS）

第一级 无认知功能减退	无主观叙述记忆，临床检查无记忆缺损的证据
第二级 非常轻微的认知功能减退	自己抱怨记忆不好，通常表现为以下方面：（a）忘记熟悉的东西放在什么地方；（b）忘记以前熟人的名字，临床检查无记忆缺损的客观证据。就业或社交场合无客观的功能缺陷，对症状的关心恰当
第三级 轻度认知功能减退	最早而明确的认知功能缺陷。存在下述2项或更多的表现：（a）患者到不熟悉的地方可能迷路；（b）同事注意到患者的工作能力相对减退；（c）家人发现患者回忆词汇和名字困难；（d）阅读一篇文章或一本书后，记住的东西甚少；（e）记忆新认识的人的名字的能力减退；（f）可能遗失贵重物品或放错地方；（g）临床检查有注意力损害的证据，只有深入检查才能获得记忆损害的客观证据，从事的工作及社交能力减退。患者开始出现否认，伴有轻、中度焦虑症状
第四级 中度认知功能减退	仔细的临床检查有明显的认知功能缺陷，其表现有以下方面：（a）对目前和最近的事件的知识减少；（b）可表现对个人经历的记忆缺损；（c）做连续减法可发现注意力减退；（d）旅行、处理钱财等能力减退。常无以下3方面的损害：（a）时间和人物定向；（b）识别熟人和熟面孔；（c）到熟悉的地方旅行的能力 不能完成复杂的工作，心理防御机制中的否认显得突出。情感平淡，回避竞争
第五级 重度认知功能减退	患者的生活需要照顾，检查时患者不能回忆与目前生活密切相关的事情，例如：家庭住址，使用了多年的电话号码，亲近家属的名字（如孙子的名字），所上高中和大学的名字 常有时间（日期、星期几、季节等）或地点定向障碍。受过教育的人，可能做40连续减4或20连续减2也有困难。在此阶段，尚保留一些与自己或他人有关的重要事件的知识。知道自己的名字，通常也知道配偶和儿女的名字。吃饭及大小便无需帮助，但不少患者不知道挑选合适的衣服穿
第六级 严重认知功能减退	可能偶尔忘记患者赖以生存的配偶的名字，最近的经历和事件大部分忘记。保留一些过去经历的知识，但为数甚少。通常不能认识周围环境，不知道年份、季节等。做10以内的加减法可能有困难。日常生活需要照顾，如：可有大小便失禁，外出需要帮助，偶尔能到熟悉的地方去。日夜节律紊乱，几乎总是能记起自己的名字，常常能区分周围的熟人与生人

第六级 **严重认知功能减退**	出现人格和情绪改变，这些变化颇不稳定，包括：（a）妄想性行为，如：责备配偶是骗子，与想象中的人物谈话，或与镜子中的自我谈话；（b）强迫症状，如：可能不断重复简单的清洗动作；（c）焦虑症状，激越，甚至出现以往从未有过的暴力行为；（d）认知性意志减退，如：因不能长久保持一种想法以决定有目的的行为，致使意志能力丧失
第七级 **极严重认知功能减退**	丧失言语功能，常常不能说话，只有咕哝声。小便失禁，饮食及大小便需他人帮助料理。丧失基本的精神性运动技能，如：不能走路，大脑似乎再也不能指挥躯体 常出现广泛的皮层性神经系统症状和体征

总体衰退量表（GOS）由Reisberg于1982年编制，主要根据患者的认知功能和社会生活功能对痴呆的严重程度分级。可以评估痴呆患者认知功能所处的阶段，对痴呆患者的诊断、治疗和护理有参考意义，临床科研中常被应用。

阿尔茨海默病的昨天、今天和明天

——代后记

随着老龄化的发展，阿尔茨海默病（AD）逐渐进入人们的视野。在五六十年前，我工作之初，这还是精神科少见的病种。近些年AD则牵累了不少的家庭，引起世人关注，乃致恐慌。我常收到患者及家属来信咨询，曾由某科普杂志转一封读者来信称：

我母亲现已64岁，高中文化。既往体健，退休后数年来一直照顾中风瘫痪的父亲，家务料理、生活起居全由她包揽，做事井井有条。两年前父亲去世，我们发现她言语减少，情绪压抑，并称夜眠不佳，常四五点钟起身独坐，我们怀疑她患了抑郁症。医生给了一些安定类药，仅睡眠有所好转，且近半年来做事常出差错，丢三落四，她自己还不承认。一次发现她给国外的大哥写信，词不达意，许多字写不出用画圈代替。现在变得越来越不能料理家务，木讷痴呆，漫不经心，生活已需人照顾。我们带她到心理咨询门诊看病，医生怀疑是得了"老年痴呆病"，真不知道如何进一步求医诊治。再则还顾虑有些检查如CT、脑造影会不会损伤大脑，成为"风瘫症"？能否请杂志社组织"专家会诊"给些帮助。

对这类读者来信，我一般只能有针对性地简单作答。现有科普专著出版，我愿就这种病的认识历程、现今状况和今后展望，作一纵向阐述，并对其病因和发病因素、临床症状、诊断要点及治疗护理等方面，根据我们医院老年科的经验，概述其要，以使读者了解其全貌。

认识历程

关于"老年痴呆病"，国际上现今更多是采用最初描述本病的学者阿尔茨海默（Alzheimer）的名字，将其命名为阿尔茨海默病或阿尔茨海默病性痴呆。早在1906年，阿尔茨海默报道一名51岁女患者，痴呆渐进，5年后死亡。其脑部的病理改变为脑萎缩、神经元纤维变化和老年斑，继而又发现4例类似病例，都在老年前期起病，因而将这种老年前期起病的痴呆命名为"早老性痴呆"。之后，有学者发现，老年性痴呆与AD有相同的病理改变，认为是同一种病，只不过是起病年龄不同而已。近些年的疾病分类更将65岁以后起病的AD，称为晚发型AD；65岁以前发病的称为早发型AD或早老性痴呆。显然这些观念尚未在公众中得到普及。当年美国前总统里根得了AD，媒体报道却说他患了"早老性痴呆"。大概是报道者查阅的是过时的英文词典，那时确实将AD译为早老性痴呆。实际上里根先生得病时，已年过八旬，按照现代认识，显然是晚发型AD。

阿尔茨海默病作为一个疾病单元的确立，除了患者出现与痴呆相关症状的临床表现外，更重要的根据是对脑神经病理学的检查。因此，不论是晚发型AD，还是早发型AD，都具有这方面的特征性变化。以往研究报道的病例，都经过死后病理解剖的检查，积累了扎实的资料。

病理解剖所见，AD患者的大脑肉眼观察即可见到由于脂肪和蛋白质减少及水分丧失而体积变小，重量变轻，多在1000g以下。脑萎缩呈弥漫性，脑回窄缩，脑沟增宽，脑室扩大，脑膜增厚。

显微镜下可见广泛的神经细胞脱失、皱缩和染色质溶解，神经纤维稀疏，神经细胞内脂褐质量多，神经胶质细胞增生。其中，老年斑、神经细胞内神经元纤维缠结和颗粒空泡变性，是AD患者脑的特征性改变。AD属器质性病变，大脑病理解剖学的改变，使这一疾病的诊断具有了坚实的基础。尽管现今关于其病因及发病原理还未充分弄清楚，但其在分类学中的地位已不可动摇。

针对这一疾病，多年来除临床学和病理学外，近30年来还进行了神经化学、电生理学、神经心理学及遗传学等方面的研究。随着科学技术的进步，如应用电子显微镜对脑超微结构的洞察，使AD的研究也有了新的进展。脑成像技术的进步，使该疾病的诊断及病情估计都更为精确。

AD是老年期的常见病，据流行病学的研究调查显示：我国65岁以上人群AD的患病率为5%，75岁以上为10%，85岁以上为25%；上海地区为65岁以上4.6%，75岁以上11.2%，85岁以上33%。世界各国的患病情况大致相仿。

AD病名的确立，不过百年，但"痴呆症"绝非现代才有。我国古代医籍就有癫狂、痴呆症的病名，其中可能也有类似现今AD的患者。有个"江郎才尽"的典故，说的是南朝江淹，年轻时即以诗文著称于世，晚年则才思减退，难成诗文。《南史·江淹传》说他夜梦一男子，自称郭璞，对他说："吾有笔在卿处多年，可以见还？"淹从怀中取五色笔授之。此后诗作遂无佳句。此说当然无科学性，难以用来解释"江郎"为何"才尽"。江淹在诗文方面的才思枯竭，恐与他接触实际生活少，缺乏环境刺激有关。若其思维、记忆力的下降，已见诸日常生活、工作，影响其行为能力和工作效率，则要考虑疾病因素。兴许他已出现了脑萎缩，患上了痴呆症。中年之后，各种疾病，特别是脑部疾病，都易发生，由疾病造成的"才尽"，也绝非偶然。

AD和痴呆不仅是老年期的常见病，从社会学的角度看还是高负担性疾病。AD已成为居心血管、脑血管病和恶性肿瘤之后的第四位老年人的主要死因。AD患者由于生活自理能力差，发生跌倒、骨折等意外的比例高，且易发生肺炎和压疮，给照料者带来许多麻烦。痴呆和AD是慢性病，长期照料花时间、费精力、耗钱财，还使照料者承受巨大的心理压力。不无遗憾的是，AD和痴呆这类老年期常见病和高负担疾病，多年来治疗还欠理想。现今，老年病护理院供不应求，许多家庭不得不背负照顾患者的沉重负担。

现今状况

在ICD-10中，本病被列为器质性精神病之首，在阿尔茨海默病性痴呆项（Foo）中又分早发型、晚发型、非典型或混合型，并依次列出其特点及应纳入或排除的病症。疾病分类及诊断标准的确立，为临床研究提供了良好的基础。现先重点谈本病的诊断检查及鉴别之要。

就诊断而论，医学上所谓的痴呆是指包括记忆、判断、领悟、计算等能力的全面下降。然在痴呆早期，有些智能方面的影响较轻，患者仅表现为记忆力下降、认知功能障碍、思维敏捷和创造性减退，对复杂环境的适应能力降低，动作迟缓，常发生判断错误等。

痴呆可由许多原因引起。根据病因学和病理学认识可分以下3类：①阿尔茨海默病（AD）。②血管性痴呆（VD）。③其他原因，包括脑外伤、变性疾病、感染、中毒、缺氧及代谢障碍等所致的大脑损害。老年期痴呆以前两类为多见。阿尔茨海默病即以往所说的"老年痴呆病""早老性痴呆"。

痴呆的特点是隐袭起病，缓慢退化，记忆障碍是最早出现的主要特征，患者早期即可出现视觉空间能力受损，常在熟悉的环境中迷路，言语能力受损，想不出合适的词表达自己的意思，说话冗赘。常见睡眠节律改变，日睡夜醒等。出现情绪波动，如欣快、抑郁、淡漠、性格改变、多疑、妄想、道德败坏等。行为变得幼稚，完全像个小孩。

年龄不是发病的绝对因素，有些人四十几岁就出现上述症状，其大脑的病理变化与AD是一样的。

如何早期发现该病？美国阿尔茨海默病学会公布了判断这种疾病的10种征兆：①转瞬即忘。②顾前忘后。③言语表达障碍（忘词）。④时间或地点概念混乱（迷路）。⑤判断能力减退或丧失。⑥抽象思维能力丧失。⑦随手乱放物品（丢三落四，成天找东西）。⑧脾气变化无常（喜怒无常）。⑨性格变化（猜疑、自私）。⑩消极被动（失去主动行为）。这些判断有助于家属早期发现病情。

医生可以通过病史、体格检查或实验室检查，排除其他原因的痴呆，有时需要做CT、MRI（核磁共振）等检查，从而做出诊断。其中最重要的是要鉴别是AD还是VD。脑血管疾病所致痴呆多急性起病，呈阶梯样加重，有高血压、动脉硬化、中风病史，存在局灶性神经系统损伤的体征和症状，CT等脑成像检查可发现多发性梗死病灶等，这些都与AD不同。但实际上，大致有20%的老年痴呆患者同时存在AD和VD的病理变化，称混合型痴呆。余下的5%~10%的老年痴呆可由各种少见的原因或脑部疾病所引起，唐氏综合征患者极易患AD。

此外，与抑郁症的鉴别也十分重要。抑郁症以抑郁症状群为主，表现为情绪低落，消极悲观，常有自杀意念，以往常有这类情感性疾病发作的病史，其认知缺陷和智力下降也不像AD那样呈进行性全面恶化之势，而是有波动起伏的"抑郁性假性痴呆"。家属只要详细确切地提供病史，一般都有助于医生做出正确诊断。像本文介绍的病例，早期怀疑抑郁症应是误诊，目前需按AD做进一步诊治。

现今对AD的治疗，主要是防止脑细胞的死亡及使尚存活的脑细胞功能得到改善。因此，越早治疗，效果越好。目前治疗AD的目的为：①延缓和阻止AD程度的加重。②减轻AD程度和改善记忆功能。③抑制和逆转AD早期的关键性病理发生。④提高AD患者的日常生活能力，改善其生活质量。⑤减少并发症，延长患者生存期。AD治疗主要针对认知功能（痴呆）和非认知功能（精神症状）的损害。药物是AD治疗的主要手段，但也不能忽视社会心理治疗及家庭护理，对此家属应抱积极的态度，力争做到早发现、早诊断及早治疗。治疗方案具体如下。

对认知功能损害（痴呆）的治疗：这是药物治疗的主要对象，其目的是恢复患者记忆能力，提高日常生活功能，改善生活质量。这类药物较多，按其作用可分为：①胆碱酯酶抑制剂：研究证明，本病患者脑组织缺乏一种与记忆损害有关的重要物质——乙酰胆碱，而这种物质常被胆碱酯酶破坏。如能抑制此酶的活动，则其对乙酰胆碱破坏减少，脑组织内乙酰胆碱浓度增高，从而提高患者记忆及日常生活能力。目前常用的有安理申、艾斯能、石杉碱甲等。②脑血管扩张剂：这类药具有松弛小动脉平滑肌，扩张血管，增加脑血流量，提高脑细胞的供血、供氧而改善脑功能的作用。常用的药物有尼莫地平、氧桂利嗪等。③促脑细胞代谢药：这类药可以促进脑细胞的代谢，增强记忆功能，如喜得镇、脑复新、脑复康等。④抗氧化剂：这类药可以消除体内对脑细胞有损害的自由基，保护脑细胞，改善脑功能，如维生素。⑤提高血氧含量的药物：如都可喜等。⑥其他：如雌激素、抗炎药物、神经生长因了等，但这些药物均处于试验阶段，疗效还很难肯定。

另外，中医学认为，AD是由肾精亏损、心脾两亏、痰浊阻窍、气滞血瘀所致，因而采用辨证施治，也能取得较好效果。常用中成药有延寿丹、桂附地黄丸、全鹿丸、还精煎、益生增智口服液等。

药物治疗中应注意：①按药物的不同作用选择药物，如AD应首选胆碱酯酶抑制剂，如伴有脑血管疾病，可合用脑血管扩张剂及促脑细胞代谢药。②所选药物的不良反应应当轻微，但少数药物特别是胆碱酯酶抑制剂可出现血清谷丙转氨酶（SGPT）升高、心动过缓、血压降低等反应。在服药期间，应观察这些不良反应，最好在医生指导下应用，而且心绞痛、支气管哮喘患者不能服胆碱酯酶抑制剂。③药物作用效果出现较慢，一般需2~4

周开始见效，8~12周达高峰，而且需长期服用，切忌频繁换药。④不要同时服用多种药物，有的药物相互有禁忌，如都可喜不能与胆碱酯酶抑制剂合用。⑤AD患者因记性不好，常忘记服药，因此最好家属代为管理照顾。

对非认知功能损害（精神症状）的治疗：据调查，40%~70%AD患者伴有抑郁、幻觉、妄想、激动、毁物、伤人、行为紊乱等精神症状，给患者、家属及社会带来一定危害，严重时需住院治疗。一般按精神症状的不同表现，选择性用精神药物治疗，如抗抑郁药可用百忧解、左洛复，幻觉和妄想可用奋乃静、维思通等治疗，睡眠障碍可用安定类药物治疗。但这些药物作用强，不良反应较多，需在专科医生指导下应用。

家庭照顾及护理：AD患者的生活能力明显降低，家庭护理非常重要。首先要有专人照料，应给予高蛋白、低脂肪、高纤维饮食，每天要有足够的营养及水分摄入，注意大小便通畅。尽量不要卧床，应鼓励患者适当做一些家务及文体活动。要采取措施，防止走失、摔跤、自杀、自伤、毁物等行为发生。注意天气变化，以防发生感染性疾病。对自杀、自伤等危险行为若难以防范，可住院治疗。另外，家属也应掌握一些简单的行为处理的心理学和技巧，如不同患者争执，提供有利于患者定向或记忆的标志（家中摆设简单、物品位置固定等），对吵闹患者应耐心劝阻等。对早期患者可告知其病情及治疗目的，争取患者的合作，劝导他们不能做危险的工作（如登高、驾驶等）。对病情较轻且合作的患者，可进行一些与提高记忆及日常生活有关的心理训练（如指向、怀旧等），往往会收到较好疗效。对晚期患者，应及时翻身，勤换衣被，保持皮肤干燥，增强体质，防止感染、压疮、骨折、营养不良等并发症，适当地做些被动体疗（如按摩等）。

今后任务

目前有关阿尔茨海默病（AD）和血管性痴呆（VD）的病因和发病机制尚未完全阐明，尤其是最常见的AD。尽管如此，经过多年研究已发现多种因素与这两种痴呆有关，其中有些因素可增加患病风险，称为危险因素；有些可减少患病风险，称为保护因素。

就AD而言，已报道的患病危险因素有：①遗传因素。②脑外伤。严重脑外伤患者的脑组织中可见较多的老年斑。③增龄。AD的患病率和发病率都与年龄相关，年龄越大患病率和发病率越高。④抑郁症。近年来，有不少研究报道称，AD患者发病前常有抑郁症病史，另外，少数研究发现有精神病家族史也是危险因素。⑤低教育水平。国内外的流行病学研究表明，文化水平越低，AD的患病率越高。⑥甲状腺功能减退。有甲状腺功能减退病史的人，患AD的概率也会增加。⑦社会心理因素。上海市精神卫生中心的研究表明，重大生活事件、兴趣狭窄、没有工作、参加集体和娱乐活动少、读书写字少等社会心理因素也是患AD的危险因素。

在此值得一提的是，铝与AD的关系一直受人关注，早期的流行病学研究提示，痴呆的患病率与饮水中铝的含量有关。但此后有多项研究未能证实铝是危险因素。

AD的保护因素很多与危险因素有关，比如避免脑外伤，预防和治疗抑郁症及甲状腺功能减退，提高文化教育水平，发展兴趣爱好，多参加集体活动等都可能使患病的机会减少。下面几个保护因素与药物治疗有关：①雌激素。近年来有研究发现，绝经期后长期使用雌激素替代治疗的妇女患AD的机会明显减少。②抗炎药。AD的主要病理变化如老年斑的形成与炎症过程有关，长期使用抗炎药的类风湿关节炎患者，较少患AD，故抗炎药可能具有相关保护作用。③载脂蛋白$E\varepsilon 2$等位基因。遗传研究证实，载脂蛋白$E\varepsilon 4$等位基因是患病危险因素，但$E\varepsilon 2$等位基因具有保护作用。携$E\varepsilon 2$等位基因者患病机会减少或患病年龄推迟。

VD是由脑血管病变所致的痴呆，常见的类型有多发性梗死型、脑出血型、慢性白质脑病等。VD的危险因素与心脑血管病变有关，包括脑梗死、脑血栓、脑血流灌注降低、淀粉样血管病变、脑血管炎症、脑出血、肥胖、高血压、高脂血症、冠心病、糖尿病等。而导致心及血管病变的因素又因疾病不同而多种多样，其中很多与不良的生活和行为方式有关，例如吸烟、酗酒、运动量少、高脂饮食等。因此，如果说VD有什么保护因素，那就是改变不良的生活和行为方式，积极治疗有关的心脑血管疾病。

近20年来，对老年期痴呆的患病危险因素和保护因素进行了许多研究，其目的是治疗和预防老年期痴呆。然而，现在还远没有达到此目的。目前看来，关于VD的发病危险因素和保护因素已经研究得比较清楚了，它的发病与一些可治疗的疾病和不良的生活及行为方式有关，使得预防该病成为可能。但是，对AD的危险因素和保护因素尚有许多不清楚的地方，因此，对该病的治疗和预防还需要进行更多的研究。

预计今后在神经生理、神经生化、脑病理生理、遗传学、免疫学、精神药理等各学科的协同下，对AD病因和发病机制的研究将会有更快的进步。

上海市精神卫生中心主任医师、教授

徐声汉